癌症·医生说

癌症患者的心理疏导

总主编◎程向东　朱利明

主　编◎白　璐

中国健康传媒集团

中国医药科技出版社

内 容 提 要

　　本书为"癌症·医生说"分册之一，主要阐述癌症患者的心理疏导方法。癌症患者从等待检查结果到确诊，从治疗到复发，从康复到临终等阶段常常遇到焦虑、恐惧、自卑、孤独、无尊严感、生命无意义感和哀伤等心理问题。本书通过贴近生活的真实小故事引出相应的心理问题，并针对这些问题提出了一些实用的干预方法，以期帮助患者及其家属缓解压力、抑郁和焦虑情绪，以更积极的心态应对疾病和未来的生活。

图书在版编目（CIP）数据

癌症患者的心理疏导 / 白璐主编 . —北京：中国医药科技出版社，2023.10
（癌症·医生说）
ISBN 978-7-5214-4075-1

Ⅰ . ①癌… Ⅱ . ①白… Ⅲ . ①癌－病人－心理疏导 Ⅳ . ① R395.6

中国国家版本馆 CIP 数据核字（2023）第 144590 号

美术编辑　　陈君杞
版式设计　　也　在

出版　**中国健康传媒集团** ｜ 中国医药科技出版社
地址　北京市海淀区文慧园北路甲 22 号
邮编　100082
电话　发行：010-62227427　邮购：010-62236938
网址　www.cmstp.com
规格　710×1000mm $^1/_{16}$
印张　13 $^1/_2$
字数　188 千字
版次　2023 年 10 月第 1 版
印次　2023 年 10 月第 1 次印刷
印刷　北京盛通印刷股份有限公司
经销　全国各地新华书店
书号　ISBN 978-7-5214-4075-1
定价　**45.00 元**

获取新书信息、投稿、为图书纠错，请扫码联系我们。

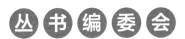

丛书编委会

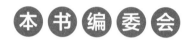

本书编委会

主　审　于恩彦

主　编　白　璐

副主编　谢淑萍

编　委　（按姓氏笔画排序）

仇雅菊　毛延平　毛靖之

邢丽丽　朱云霞　朱梅娟

朱鑫浩　杨　洋　杨茜茜

汪永光　胡姣姣　俞　佳

徐英萍　郭颖英

序

癌症，众病之王。

根据最新的统计报告显示，截至 2020 年，全球每年新发癌症病例数约为 1930 万；预计到 2040 年，全球癌症病例数将达到 2840 万，比 2020 年增加 47%。现在，癌症不仅仅是一类疾病，更是全人类面临的巨大健康挑战，无论是患者本人还是他们的家人，都深受其害。

我的一位朋友曾向我诉说，当他被医生告知患上癌症时，内心瞬间沉浸在无尽的恐惧与焦虑之中。它是谁？它会怎么样？应该去找谁？如何把它赶走？要做些什么准备？这些都不知道！他说，癌症就像一个满怀敌意、全副武装的不速之客，凭空闯入他的生活，让他和家人一下子陷入恐惧、无助和绝望的深渊。

庆幸的是，我这位朋友的故事还算比较圆满。他在治愈后专程过来谢我，感谢我给他介绍了一位好专家。专家详细地向他解释病情、诊疗方法和预后，还有诊疗中的各种可能性，让他心里有了底。他说我和专家在他最困难的时候给了他一家人希望与勇气！

现阶段，我们国家还存在优质医疗资源不足的问题，很多时候专家面对着无数患者渴求的眼神，却无法给予更多的时间解读病情和治疗方案，对这些癌症患者而言，他们该怎么办？

这个时候，面向大众的癌症知识科普就显得尤为重要，而由一线临床专家根据癌症诊疗的最新进展、实践问题，并结合患者实际需求撰写的癌症知识科普书籍更是难能可贵。

健康中国需要科学普及。作为一名从事生物分析化学的科学家，我目前带领中国科学院基础医学与肿瘤研究所和浙江省肿瘤医院的专家们进行着癌症研究的攻关。身处癌症领域，我目睹了许多患者的苦难和挣扎，也见证了现代医学在癌症领域取得的突破性进展。我深知，想要更好地理解癌症、预防癌症，并帮助患者战胜癌症，我们有责任搭建科普的桥梁，将癌症科学知识传播给更广泛的群体。因此，我非常高兴地向大众推荐《癌症·医生说》这套关于癌症的科普丛书。

这套丛书不仅涵盖了癌症手术治疗、放射治疗、内科治疗等基本诊疗手段、诊疗进展和新疗法，还从营养指导、癌痛管理、心理调试、家庭照护、用药管理等方面入手，以一问一答的形式解答患者和家属在诊疗及康复等过程中存在的各类问题。各分册同时结合真实的抗癌故事，以生动的案例帮助患者及家属树立科学的肿瘤治疗观念和战胜癌症的信心。这种从案例中寻找心理和情感支持的方式，将有助于患者及家属积极地面对困难，帮助他们重获正向的生活态度和心灵的平衡。

丛书的总主编分别是浙江省肿瘤医院党委书记程向东和党委委员、院长助理朱利明。程向东不仅是一位非常优秀的外科专家，还是中国抗癌协会副理事长、科技部国家重点研发计划等项目的首席科学家，在癌症防治领域功勋卓著。朱利明是肿瘤内科的临床专家，还兼任中华预防医学会叙事医学分会副主任委员，在医学人文领域有深厚的造诣，他一贯认为临床医生做科普工作散发的是医生的温度。而各分册的主编、副主编及编委们基本都来自于浙江省肿瘤医院，他们或是学科带头人，或是资深的临床、护理专家和药学专家。他们把艰涩难懂的专业知识用简洁通俗、系统而且富有条理的方式介绍给广大读者，无论您是否有医学背景，都能轻松地理解书中的知识。

《癌症·医生说》丛书不仅适用于癌症患者和家属等一般读者，也适用于从事医学以及相关领域的专业人士。通过阅读本丛书，读者可以了解癌症诊疗、康复、家庭照护等患者日常生活需要关注的各方面知识。我相信这套丛书能给读者带来有益的信息和实用的建议，更希望这套丛书能够成为读者的"亲密伙伴"，为读者提供可靠的指导和必要的帮助，还有希望、勇气和力量！

中国科学院院士

发展中国家科学院院士

中国科学院杭州医学研究所所长

浙江省肿瘤医院院长

2023 年 7 月

肿瘤心理学是
一门新兴的医学领域
——代序

可以说，谈癌色变已是司空见惯的现象。因为人们常常把癌症和死亡联系在一起，提到癌症就会感到恐慌、沮丧、紧张和无助，即使癌症被治愈后，也会惧怕癌症的卷土重来。著名心理学家马丁·加德纳认为，死于癌症的患者中 80% 是被吓死的。虽然这个数据有些夸张，但从侧面也反映了一个现实，很多患者在被告知患了癌症时精神就崩溃了。

其实，随着科学技术和医疗水平的发展，大多数癌症都是可防可控的。世界卫生组织告诉我们，有三分之一的癌症是可以预防的，三分之一的癌症是可以通过早期治疗而痊愈的，三分之一的癌症是可以通过治疗提高其生活质量的。由于人们对癌症的认知还比较滞后，就造成了上述绝望情绪的发生。过度的焦虑、抑郁会大大降低患者的治疗信心，严重影响治疗的依从性和进程，同时也使患者的生存质量大打折扣。

癌症并不可怕，可怕的是面对癌症，我们束手无策，在心理层面就举出了"白旗"，缴械投降。

癌症患者会面临哪些问题？如何解决这些问题呢？这正是我们想要探讨的，从等待检查结果到确诊，从治疗到复发，从康复到临终、哀伤等各个阶段，本书通过贴近生活的小故事，来探寻癌症患者常遇到的心理问题。焦虑、恐惧、自卑、孤独、无尊严感、生命无意义感和哀伤等都是癌症患者及家属会遇到的问题。然而这些问题，却鲜少有人关心，如何面对和解决这些问题，却鲜少有人探讨，可以说是一本贴近生活、非常实用的好书。

希望本书能够帮助您和您的家人在与肿瘤斗争的这条道路上缓解抑郁和焦虑的情绪，以更积极的心态应对疾病，提高治疗效果和生存质量，重获阳光心态，重返美好人生。

中国癌症基金会肿瘤心理学协作组副组长

浙江省抗癌协会肿瘤心理专业委员会主任委员

2023 年 7 月

前　言

　　由于对肿瘤疾病缺乏了解和受"癌症是不治之症"传统观念的影响，癌症患者和患者家属在疾病发展的各阶段所承受的心理压力是非常巨大的，癌症这个重大生活事件对于患者本人和家庭中的每一位成员来说都是莫大的打击，很多癌症患者及家属都有不同程度的心理障碍。对于癌症患者而言，除了躯体治疗，心理因素也是影响其预后和生存质量的重要因素。

　　因此，充分了解癌症患者的心理状态及问题，及时进行正面疏导，使癌症患者建立良好的心理素质和战胜疾病的信心，将对癌症患者预后产生非常重要的影响。

　　本书分别从患者角度和家属角度出发，探讨了患者和家属在抗癌路上可能会遇到的心理问题，比如癌症复发的恐惧、预期性恶心与呕吐、脱发的恐慌、是否应该告知患者真实病情、如何应对和处理哀伤、如何面对不愿表达的患者等，并且提供科普知识及应对方法。

　　愿这本书有助于患者和家属更好地认识癌症过程中可能会产生的心理学问题，学会积极地应对心理问题，从而获得更好的生命质量。

　　由于时间有限，书中难免有疏漏之处，敬请广大读者批评指正。

编者

2023 年 7 月

目　录

给患者的话

对家属的叮咛

给患者的话

我没想到会得癌症

是我的性格引起的癌症吗

癌症和我的生活习惯有关系吗

运动、癌症和心情

饮食、癌症和心情

......

我没想到会得癌症

👂 听听 Ta 的故事

青青今年 27 岁，7 月订的婚，10 月刚刚拍完婚纱照，准备来年春暖花开的时候就和男朋友举行婚礼。青青在拍完婚纱照后就开始备孕了。她一直觉得，遇到男朋友的这 2 年，是她人生中最幸福的时光……然而这一切在一次公司的聚餐后发生了变化。

那天是部门同事聚餐，回到家后，青青就感到胃部隐隐作痛，很不舒服，随即去药店配了点药吃。从那天之后，青青这个胃痛时不时就会发作一次，吃药也抑制不住疼痛，她决定去医院看看，医生建议她做个胃镜。

"其实当时我是非常抗拒的，无痛胃镜费用高，常规胃镜我又怕痛，还得请假，男朋友也要请假来陪我，这一来一去，时间、精力、金钱都会花费不少……"经不住家人劝，做完胃镜，她一下子懵了，被告知可能得了胃癌。

"我还没结婚，还没有孩子，我的人生才刚开始。怎么得癌症了，我男朋友怎么办，我们的婚礼怎么办，我还想给他生个孩子……"青青脑子里一瞬间有无数想法冒出来，焦虑万分。住院的这段时间，青青变得更加依赖她男朋友，她很害怕男朋友会抛弃她。

"我有时候在想，事情既然已经发生了，我不能接受又能怎么样呢？我能改变什么吗？或许我只能接受，这就是我的命运……"说着说着，青青就抹起了眼泪。

面对肿瘤、癌症这些字眼，几乎每个人都是零准备的，突如其来的坏消息会让患者经历一系列复杂的心理过程，肿瘤患者常见的心理过程是怎么样的？

在得知消息的刹那，首先是震惊，很难相信自己得了肿瘤，随即而来的是害怕、焦虑和担心，害怕手术会不成功，害怕自己命不久矣，害怕后期的治疗无法承受，害怕被人抛弃、被人嫌弃。接着是否认，患者对诊断结果表示怀疑，前往不同的医院做检查，找不同的医生做诊断，期望得到一个否定的答案，对检查、治疗追根寻底，变得敏感和多疑。

但是，当所有医生的诊断结果都为肿瘤时，患者发现罹患肿瘤的事实无法改变，这无疑是当头挨了一棒，会出现愤怒、恐惧、紧张和焦虑不安。严重的会坐卧不宁，寝食俱废。想到自己年纪尚轻，却收到了一张癌症诊断书；想到自己以后的人生需要承受治疗和疾病的磨难和痛苦；想到自己还有很多理想未实现……尤其是看到别人精力充沛地工作着，无忧无虑地享尽天伦之乐，而自己却被关在病房里，除了做各种化验检查外，还要没完没了地打针、吃药、放疗、化疗等，委屈、妒嫉、愤怒和怨恨的感受就会泉涌而上，患者经常会问"为什么是我得了肿瘤？"这时候患者常会怨天尤人，把怒气发到家属和医护人员身上。

当患者与肿瘤经过一段时间的搏斗，或受到较长时间的折磨，或因疗效不显著而病情波动时，经常会感到前途渺茫，变得悲伤、忧郁、无助与无奈。加上长期患病，体力衰弱，又牵累亲人，于是不免产生很多内疚、失望、消沉、自责、沮丧和孤单感。

最后在治疗过程中，经过前面几个阶段的挣扎后，患者会慢慢接受事实，慢慢平静下来，配合治疗。

下面这张一般健康问卷表（表1）可以帮助患者评估目前的心理状态，请根据最近这段时间的情况选择"是"与"否"。一共20道题。

表1 一般健康问卷表

单位：分

序号	条目	是	否
1	大致来说，样样事情都很开心	1	0
2	是不是做事情能够集中精神	1	0
3	是不是很满意自己做事情的方式	1	0
4	最近是否忙碌及充分利用时间	1	0
5	处理日常事务是不是和别人一样好	1	0
6	是不是觉得自己在很多事情上帮助他人或提供建议	1	0
7	觉得不开心或闷闷不乐	0	1
8	能够开心地过平日正常的生活	1	0
9	是不是容易与人相处	1	0
10	觉得自己的将来还有希望	0	1
11	觉得做人没什么意思	1	0
12	对自己失去信心	1	0
13	觉得人生完全没有希望	1	0
14	觉得自己是个无用的人	1	0
15	整天觉得人生好似战场一样	1	0
16	是不是因为担心而睡不着	1	0
17	是不是心情烦躁睡得不好	1	0
18	整天觉得心神不安与紧张	1	0
19	是不是觉得整天有精神压力	1	0
20	因为神经太过紧张觉得有时什么事情都做不好	1	0

注：请将量表中所勾选的分数相加，1~9题为自我肯定量表，是对心理健康积极方向的测量，得分越高，表示自我肯定程度越高。10~15题是抑郁量表，16~20题是焦虑量表，这两个量表是对心理健康消极方向的测量，得分越高，说明忧郁焦虑体验越强。

很多人都无法接受自己患癌症这一事实，原因是很多人将癌症等同于死亡。获得癌症的诊断，像是收到一份死亡通知书，告诉自己的生命在不久后就划上了句号。但是从客观角度来说，随着医学技术的不断发展，越来越多的癌症是可以治愈的。根据数据统计显示，癌症总体 5 年生存率不断提高，特别令人振奋的是，部分癌症的治愈率已经高达 80% 以上。甲状腺癌、乳腺癌、膀胱癌、子宫癌、肾癌和前列腺癌的 5 年生存率都超过 60%。其中，早期宫颈癌术后，5 年的生存率是 94.69%，10 年的生存率是 94.05%；早期乳腺癌术后，5 年生存率高达 98% 以上，10 年生存率是 95%；早期肝癌术后，1 年生存率为 80%~92%，5 年生存率在 41%~75% 之间。

此外，世界卫生组织对癌症有 3 个 "1/3" 的论断，他们提出 1/3 的癌症是可以预防的，1/3 的癌症是可以治愈的，1/3 的癌症是可以通过医疗手段改善患者的生活质量和延长患者的生存期限的。因此，只要早期发现、诊断以及治疗，大多数癌症是可以被治愈的，"癌症等于死亡" 的论述过于武断且不科学。

那么，患者怎么去看待癌症，并与癌症共处呢？首先应该认识到癌症并不是对自己的一种惩罚，或许还是一种恩赐。癌症的出现，打破了原有的生活节奏。原来是个不折不扣的工作狂、每日加班到凌晨，现在开始拥有大量的休息时间，保证充足的睡眠；癌症的出现，也提醒患者改善不良的饮食习惯，例如原来喜欢吃辛辣油腻的食物，现在开始吃蔬菜和水果；癌症的出现，让只关心工作的患者意识到亲人和爱人的可贵与可爱，什么是人生最重要的，尽管夫妻拌嘴吵闹，但是关键时候彼此还是支持与关心，原来自己的孩子已经长大了、懂事了，可以独立自主生活了；癌症的出现，让多年存有积怨的兄弟姐妹冰释前嫌，重新开始往来。总之，癌症的出现不仅仅是磨难，更是一个善意的提醒，提醒患者需要比以前更加关心自己、照顾自己，珍惜与家人在一起的时间，关注自己的身体和心理感受，同时更加有意识地进行自我调节和修复，感受生命的意义。

是我的性格引起的癌症吗

听听 Ta 的故事

我是一名家庭主妇。自从结婚后，日子变得乏善可陈。每天起床，我就数着时间怎么过，丈夫还有多久回来，孩子们还有多久回来……我越来越感受到无聊和空虚，渐渐地，我的话也越来越少，一个人去逛街、看电影……这让我更加感觉到孤独，感觉到生活没有意思。我的脾气也越来越急躁，看到孩子作业不做、钢琴不弹，在那儿玩耍，和他们说，他们又不听，我恨不得手机直接砸过去。我的婆婆也不是什么"善茬"，总是挑我的刺，说我这儿没做好，那儿没做对，我感觉我就像个外人，得不到她的认可。

丈夫的事业蒸蒸日上，生活条件是越来越好，可我却一天比一天不开心。上个月洗澡时，我突然发现自己的乳房有一个硬块。于是我去医院检查，结果出来，我得了"乳腺癌"，拿到报告的那一刻，我觉得世界都崩塌了……

好好的一个人，怎么就得了乳腺癌了？是不是我自己孤僻、敏感、急躁的性格导致的？不然怎么会得癌症呢？

性格特征是否会影响癌症的发生，其结论尚未达到一致的意见。一项追踪患者 10 年的大型随机研究发现，抑郁等悲伤的情绪并不会影响癌症的发生率，或促使疾病恶化。个性只会影响自身行为，但并不能直接作用于癌细胞的行为。

但传统医学认为，"忧思郁结"的人更容易得乳腺癌，经常生闷气、不开心的人容易胃不舒服，久而久之会演变成胃癌。也有一部分研究证实恶性肿瘤是一种心身疾病。而心理 - 生理学的发展也为这一学说提供了有力的证据。早在 1989 年 9 月，在德国汉诺威市召开了题为"精神、神经、行为、内分泌和免疫"的跨学科学术会议。会议肯定了心理精神免疫学方面的研究成果，多篇论文探讨了社会心理因素与恶性肿瘤的关系，较为一致的结论认为心理因素会引起内分泌和脑神经介质改变，使得机体免疫功能下降，导致恶性肿瘤的发生。哈佛大学的一个调查显示，70%的疾病来自人的内在，源于人的情绪、性格。

但是，容易焦虑的性格也并不一定都是负面作用。对自己身体十分关注的焦虑的人群，会定期体检，这样可以防患于未然，即便真的出现了癌症，也可以早发现、早诊断、早治疗。

美国心理学家托马斯在加利福尼亚、洛杉矶等多个中心研究了个性与癌症的关系，他总结道：C型性格的人更加容易罹患癌症，特别是发生黑色素瘤，C型性格是指不能良好地宣泄和表达内心不愉快的感受，经常抑制自己情绪的性格特征，通常表现为绝望、悲观、害怕面对现实，且常用忍让的方式来达到虚假的和谐场面，实际心理上却并不情愿，心理活动容易反复，常为做过的事感到后悔；生活中面对困境，常以侥幸心理试图躲避，且当时并没有行动，直到最后才采取措施。这种会带来负面情绪的性格，容易使机体自身的免疫力受到影响。但即便如此，这个理论却没有得到心理学界的一致认可。

英国心理学家劳伦斯·莱森教授设计一个评估C型性格的测试，患者可以根据自身情况尝试回答以下表2中的问题。

表 2　评估 C 型性格测试表

序号	条目	是	否
1	感到很强的愤怒时，是否能把它表达出来	1	0
2	是否是不管出了什么事都尽可能把事情做好，连怨言也没有	0	1
3	是不是认为自己是个很可爱的、很好的人	1	0
4	是否在很多时候都觉得自己没有什么价值；是否常常感到孤独，被别人排斥和孤立	0	1
5	是不是正在全力做自己想做的事？是否满意自己的社交关系	1	0

续表

序号	条目	是	否
6	如果现在有人告诉自己只能活 6 个月,会不会把正在做的事情继续下去	1	0
7	如果有人告诉自己的病已到了晚期,是否有某种解脱感	0	1

注:理想答案是:1.是;2.否;3.是;4.否;5.是;6.是;7.否。如果患者对上述问题的回答中有两个以上与上述答案相反,就说明患者具有 C 型性格的特征。

C 型性格的患者该做些什么呢?英国心理学家劳伦斯·莱森教授给出了以下建议。

1.学会宣泄或排解不良情绪。特别是那些严重的焦虑、抑郁、愤怒、不满等,更要寻找合适的途径发泄,缓解情绪、平衡心理,绝不能一味地压抑、克制,折磨自己、为难自己。

2.学会调整心态。人是具有主观能动性的,所以,要有意识地培养锻炼自己从恶劣心境和无助无望状态中走出来的能力。

3.肯定自身价值。人不能过分以自我为中心,但也不能没有独立人格。天生我材必有用,应该用发展的眼光去看待自己,多给自己一些心理上的鼓励与暗示,给自己设立目标,做自己想做的事。

4.建立良好的人际关系网络。一个良好的社交关系是获得归属感和存在感必不可少的条件之一。社交圈扩大了,孤独感自然就会变淡。

5.用带有幽默感的态度来看待癌症。曾经有一位肺癌患者因为几次化疗没有了头发,回到家后,家里的孩子十分害怕,说不认识爸爸了,但他非但没有伤心,还以一个幽默的方式回应,他告诉孩子:"每个人都惧怕得癌症,但是我不怕,因为……我已经得了癌症!"幽默可以缓解疼痛这一观点已有相关科学证据得以证实,笑还可以降低应激激素的水平。

癌症和我的生活习惯有关系吗

听听 Ta 的故事

当我看到头颈部增强磁共振的报告上清晰地写着"鼻咽癌"三个字时，我一阵晕眩。

内心千百次地问自己："为什么我会得癌症，为什么是我？"因为我抽烟吗？抽烟的人千千万万。因为我喝酒吗？喝酒是男人的必备品。因为我不爱运动？也还好吧，我每周都抽出几个晚上出去走走路，而且至少走 1 小时。我也没有其他不良嗜好，不熬夜、不赌博，偶尔和亲戚聚会的时候打打麻将，我也不跟人急，不发脾气，为什么是我？

癌症，我真的无法接受，无法理解自己怎么会得这个病。

癌症的发生是一个概率性问题。有一篇文章用彩票理论来解释癌症的发生率，将患癌比作"买彩票中奖"，也就是将癌症理解为一个随机事件。彩票买得多虽然能提升中奖的概率，但是中奖的那个人并不一定是买彩票最多的那个人，事实上，有些人只买了一张彩票就中了头等大奖。患癌也是如此，每一个不良的生活习惯就意味着多买了一张彩票，比如喝酒、抽烟、吃腌制食品、爱吃重口味食品、久坐式生活，这些行为都是增加得"癌症"的机率。但是，这并不意味着天天健身运动、不抽烟、不喝酒的人群中得"癌症"的机率为 0。生活总是充满了未知，人们永远不知道接下来会发生什么，永远不知道自己是不是下一个被确诊的癌症患者。

每天身体内都有无数细胞在新陈代谢，这意味着每天人体内都需要产生各种各样新的细胞，来替换老化和死亡的细胞，因此会发生大量的基因突变，增加自己患癌的机率。据估计，一个成年人每天体内新产生 2000 亿到 3000 亿细胞数量，新细胞是靠细胞分裂不断产生的。每次细胞分裂，都需要完成整个细胞 DNA 的复制。而 DNA 的复制不是 100% 准确的，每次复制都可能会出现一些错误，产生一些突变，而某些随机的突变可能就开启了肿瘤的大门。美国霍普金斯大学医学院伯特·沃格斯坦和克里斯蒂安·托马斯等的研究发现致癌风险与干细胞分裂随机引起的突变有关，相关系数为 0.65，说明干细胞分裂次数与癌症风险呈正相关，而在有些组织中，这个相关系数可高达 0.81，说明干细胞分裂次数越多，突变的比例就越高，就好像那些做事多的人，其犯错的概率肯定是高于那些不做事的人。虽然这种随机发生的突变可以看成运气的因素，但是这个运气也是针对同一个个体的不同组织而言。不同个体之间，这种运气是平等的。即便干细胞分裂犯错的概率平等，但是人体细胞 DNA 的修复能力，将干细胞重新拉回正途的能力却不同。

因此，运动、保持良好的心态非常重要。抽烟、熬夜、喝酒、肥胖、久坐式生活、疾病的家族性遗传都是风险因素，对细胞发生随机突变是刺激性因素，损害 DNA 的细胞修复能力。英国某癌症研究所首席医生皮特·约翰逊认为，虽然癌症的发生具有许多随机性和偶然性，但这也不能否认患者面临癌症时的束手无策，意味着不再允许他们任性地生活。患者应该采取能动的方式，减轻细胞组织中的炎症反应，降低对致癌物的暴露，避免后面的连锁随机反应。

有一组数据证实 42% 的癌症能通过养成良好的生活方式来预防，但即使拥有良好的生活方式也无法保证一定不会患上癌症，只是能够有效降低患上癌症的风险。即便癌症真的发生了，患者也能拥有更加强健的体魄来应对化疗、放疗及其不良反应，治疗效果通常更好，生活质量也更高，后续康复更快。从环境因素方面来说，患者应该尽量避免损害 DNA 的化学物质、紫外线、电离辐射、病毒、抽烟、喝酒等刺激。下面具体来看以下几个与癌症相关的生活习惯因素。

研究发现，吸烟与癌症的发生具有相关性，吸烟可以缩短寿命10~15年，其与30%的癌症所引发的死亡有关，与87%因肺癌导致的死亡相关，全球每年约有8万人死于吸烟。美国某癌症研究中心的艾伦博士提出，如果一个人能在50岁以前停止吸烟，那么因躯体疾病，包括癌症，导致死亡的概率就会减少50%，如果患上癌症后停止吸烟，那么他的生存期限也将会延长。研究发现，长期吸烟的人，不仅会增加患十多种癌症的风险，而且治疗过程中如果不戒烟，那么治疗效果会更差，复发概率会更高。有一项对中老年男性居民随访15年的观察发现，74%的肺癌患者死亡归因于抽烟，每天吸烟1~19支和大于20支的人与从不吸烟的人相比，肺癌死亡相对危险度分别增加6.14和10.73。此外，吸二手烟的女性也会增加患肺癌的风险。

此外，酒精会破坏基因修复健康细胞的能力，导致免疫力降低等，从而使得口唇、咽部、食管、喉部等各器官都处于有害物质的侵害之下，研究认为，有严重烟酒史的人群罹患癌症的风险高。

过量摄入糖和脂肪也会造成各种疾病，例如肥胖会增加结直肠癌、前列腺癌、肾癌以及子宫内膜癌的发病机率。胃癌与吃腌制食品、油炸食品有关。食管癌的风险因素包括喜欢吃烫食、辛辣刺激性食物，吸烟、饮酒，易损伤食管，引起食管黏膜增生间变，导致癌症。此外，我国高发食管癌地区的居民有吃酸菜的习惯，酸菜中含有亚硝胺类化合物，是很强的致癌物。因此建议少吃煎炸类食物，多吃蒸煮类食物，减少动物油和植物油等脂肪类食物的摄入，以鱼、禽、瘦肉、低脂奶制品为主，多吃绿色蔬菜和水果，多吃淀粉和纤维类多的食物，少吃烟熏类食物。

健康、稳定的性伴侣能有效预防宫颈癌。女性性生活提早、性伴侣偏多都有可能引起宫颈癌，在未发生性生活之前注射人乳头瘤病毒（HPV）预防疫苗，可以有效预防 HPV 病毒的感染。

此外，经常晒太阳是好事吗？过度曝露在太阳直射下容易引起皮肤癌和恶性黑色素瘤，因此做好防晒措施、避免剧烈阳光等，也是降低癌症发生的一大生活习惯。

久坐式生活也会使身体功能下降。运动能够预防血管衰老，应保持积极的心态，提升生活质量，增强免疫力等。

运动、癌症和心情

听听 Ta 的故事

5 个疗程化疗加根治性放疗后，王姐出现了脱发、乏力、恶心、呕吐、口腔疼痛、味觉丧失、乏力等症状。她整个人情绪也非常低落，躺在床上，什么都不想干，什么都不想说，她变得愁容满面，无助又无力。这段时间，她经常睡不着，躺在床上脑袋就十分清醒，可白天却没什么精神。"算了，我不想治了。"她曾有放弃的念头。可每当这时，女儿就会鼓励她："等你病好了，还要看着我结婚，给我带孩子呢。"正是这份动力支撑着她完成了治疗。

王姐的老公和女儿一直陪伴左右，不离不弃，督促她坚持弹舌、鼓腮、叩齿、转颈等锻炼，陪着她每天在病区内步行3000~4000 步。但王姐一直都很反感、很抗拒，说想放弃，感觉很累。

王姐在刷手机的时候，看到病友群里有病友分享运动的经验和感悟，于是和他们聊了起来，也得知了运动对整个疾病的治疗、康复起到了非常重要的作用，就像之前医生嘱咐的一样。但王姐很好奇，"什么运动更适合我呢，我每天要运动多久呢？"

关于运动的推荐，美国癌症学会发布的相关指南较为权威，它基于最严谨的流行病学证据和临床试验结果，定期公布癌症生存患者的营养和运动指南，指南要求这些患者维持健康的体重、充足的体力活动以及健康的饮食，这样可以增强人的体质，增加血液循环，有助于提高免疫系统功能，降低疾病复发的风险。

案例中的王姐癌因性疲乏明显，但是在家人的陪伴和支持下，她每天坚持运动，以此来减轻疾病和因疾病治疗带来的痛苦，通过积极、正面的力量带动自己，接纳自己。

癌症患者因疾病不同、治疗阶段不同可以选择不同的锻炼方式，告别相同的运动"频率"。呼吸系统肿瘤患者如肺癌患者，可以通过吹气球或做腹式呼吸，来恢复或增强肺功能。具体操作如下。

采取卧、坐、立位练习，一手放于胸前，一手放于腹部，胸部尽量保持不动，呼气时稍用力压腹部，用鼻缓慢吸气，腹部凸出，经口呼气，腹部回缩，呼气与吸气的时间比为2：1，5分钟/次，2~3次/天。

消化系统肿瘤，如胃癌、肠癌、肝癌等患者的锻炼则应以适应新的生活习惯为目的，可以通过适量运动改善消化功能。如体力尚可的非晚期癌症患者，可在力所能及的情况下进行运动，以上午及傍晚2次为宜，时间半小时左右为好。放、化疗之后的患者，锻炼也没有太多的限制，强度可逐步加大，以身体无疲劳感为宜。但白细胞降低时，可以降低活动量，选择床上或房间内运动。

对于体能较好，可以自由活动者，应采取主动运动模式。首先值得推荐的是散步或步行。散步运动量不大，且简便易行，不受时间、空间等条件限制，可提精神、调气血、练筋骨。

散步时间可选择清晨、饭后或睡前半小时左右。步行是最佳的有氧代谢运动，最好每天步行3千米，每次30分钟以上，每周步行5次。当然，在有限的时间内走完这段路程，有一定的速度要求，不能太过随意，故要求具备较好的身体素质。常用的运动还有做操、太极拳、骑自行车等。研究显示，坚持练习八段锦或者瑜伽操均有效改善癌症患者的睡眠、减轻疲劳感，提高生活质量的效果。

锻炼身体时必须掌握好运动量，既要使身体各部分都得到最充分的活动，又不能使身体出现缺氧。患者如何适当地掌握自己的运动负荷量，可参考以下几点：一是锻炼过程中，心跳不超出 100~130 次 / 分钟这一范围，运动时的心率标准为 170- 年龄；二是运动可使呼吸节奏加深、加快，但要保持均匀，不造成节奏紊乱，上气不接下气；三是运动过程中患者自我感觉良好，轻松，仅有轻度疲劳感。完成预定计划即结束运动，不随意加大运动量或延长运动时间，以免超负荷性疲乏。

此外，运动可以让人心情变得愉悦。运动可以增加控制感，比如在一项运动取得优异的成绩或者突破自己的时候，会从中感到自己的价值感，提升自己的自信心。此外，运动可以刺激新神经元的产生，分泌神经递质，如多巴胺，可使心情非常愉悦。

美国得克萨斯大学的一项研究发现，抑郁症患者在服用抗抑郁药物的基础上，搭配运动可以提升 30% 的药效，40% 的患者可以通过运动来改善抑郁情绪。杜克大学的研究团队发现如果每周花 1 小时的时间来用于运动，抑郁症的患病机率会减少一半。

医学期刊《The Lancet》上有一篇关于抑郁与运动的文章，研究团队分析了 120 万人的运动情况，总结得出 3 种运动能够有效缓解抑郁的情绪：团队运动、骑行以及娱乐运动。这 3 种运动都有一个共同的特点，即都是有氧运动。有氧运动能够增进内啡肽的分泌，从而产生积极的情绪，同时可以增加身体的含氧量，促进对情绪的控制。也可以提升脑部血清素的浓度，改善人体的兴奋度，排解压力荷尔蒙，改善身材，提升自信心。

癌症患者可以寻找能激发自己兴趣的运动项目，同时找到同伴互相督促和鼓励，提高自己坚持运动的积极性和毅力，不仅可以增强身体的免疫力，强身健体，也能改善情绪。

饮食、癌症和心情

听听 Ta 的故事

我们这儿的人都喜欢吃火锅。同学聚会，来一顿火锅，升职加薪，来一顿火锅，逢年过节，火锅必不可少，遇到烦心事，还是来一顿火锅。火锅的酱料是我的最爱，每次都可以依据自己的口味调整，我喜欢麻辣口味，所以每次我都会放很多红椒，又添了麻油、芝麻酱、香油……这味道绝了，让我爱不释手。

直到有一天，我看到一则报道，说火锅吃多了容易得癌症……特别容易得食管癌，这一下子我就慌了。这是真的吗？癌症真的是吃出来的吗？

俗话说，"病从口入"，"癌"字上面有三个口，可以说肿瘤与饮食密切相关。据统计，至少三分之一肿瘤的发生与生活方式有关。人们每天摄入的食物，很大程度上影响了自身的健康，在媒体上看到各种与饮食有关的话题，例如多吃什么食物可以防癌，"药补不如食补""每天一个苹果就可以远离医院"等。关于食物的各种新闻报道层出不穷，让人应接不暇，无所适从。下面就一起来探究下食物和肿瘤到底有没有关系呢？

几十年来，科学家和医生们一直在探索适合癌症患者更健康的饮食模式，以及膳食对癌症风险的影响。早在 20 世纪 60 年代，流行病学专家就注意到，不同地区人口的癌症发病率差异很大，即使从低风险国家迁移到高风险国家的移民，癌症发病率仍有可能上升到与移民地相似的比例。已有大量研究表明，多种肿瘤的发生和饮食因素之间存在很强的相关性。例如，肉类摄入量高的国家和地区，结直肠癌的发病率明显升高，酒精摄入同样与肝癌、食管癌、胃癌的发病率呈正相关。此外，在动物模型实验中，科学家们也证明了通过控制饮食可以改变癌症发病率。

这些结果都提示环境与饮食是肿瘤发病的重要因素。

虽然饮食被认为是决定患癌风险的重要因素，但确定这种关系却具有很大的困难与挑战性。饮食与健康的关系常常错综复杂，不同研究甚至出现结论矛盾的地方。营养流行病学，常常关注某种特定的饮食成分或营养素与癌症风险的增加或减少之间的联系，即关联性研究，这种研究只是看似有关，但并不一定是因果关系。这种相关性会受到调查人群、收入水平、医疗条件、环境污染、饮食多样性等各种混杂因素的影响，从而造成结论的不稳定性。此外，在实验室进行的癌细胞动物实验研究中，其环境条件过于理想，仍与实际人体情况有一定的差异。

虽然肿瘤营养学仍有待进一步发展探索，但目前还是积累了足够多的证据来指导患者的日常饮食。比如酒精、霉变食物会增加肝癌、食管癌等发病风险。而对于结直肠癌来说，红肉及加工肉是其高危因素。与之相反，膳食纤维、奶制品和钙可能会降低消化道肿瘤风险，水果和蔬菜的摄入也可能减少某些肿瘤患病风险。案例中提到的火锅和食管癌没有必然的联系，但是不吃太烫的食物、不喝太烫的饮品确实可以预防癌症发生。

值得注意的是，正如前文所述，考虑到食物的多样性，除了少数个例外，对人类的研究尚未明确表明任何饮食成分会导致或预防癌症。比如维生素和微量元素，根据定义，维生素和基本矿物质缺乏会导致营养不良，这可能包括增加对某些类型癌症的易感性，但确定任何此类影响的细节已被证明是非常困难的。高剂量的维生素或矿物质补充剂并没有降低营养良好人群的癌症风险，反而可能会增加其患癌风险。例如，高剂量的 β- 胡萝卜素可能会增加患肺癌的风险。因此，维生素和矿物质补充剂不应用于癌症预防，尽管它们对人体健康的其他方面也很重要，例如女性怀孕前服用的叶酸补充剂。

近年来，脑科学的兴起在饮食和营养方面也做了不少研究。已有不少研究表明，食物与抑郁有一定的联系，通过改变饮食来提升情绪也得到了相关的证实。为什么女性患抑郁症的比例远高于男性，主要原因是女性在日常饮食中蛋白质和铁的摄入量不足，在以往有关食物与抑郁的研究中总结发现，以下几点有利于改善情绪。

- 地中海饮食、日本料理。
- 多吃浆果、蔬菜、坚果、豆类。研究发现，缺少叶酸容易出现精神类疾病，而绿色蔬菜可以增加体内植物化学物质，有利于预防抑郁。而草莓、蓝莓、树莓等浆果类的主要成分是抗氧化剂，可以防止体内细胞氧化，从而预防抑郁和焦虑。香蕉则可帮助大脑产生 5- 羟色胺的氨基酸，促进心情愉悦。
- 绿茶。绿茶富含对大脑有镇静作用的茶氨酸，可缓解抑郁。
- 多吃富含 Omega-3 脂肪酸的食物，比如深海鱼类。
- 少吃富含糖类的物质，比如蛋糕、奶油等。
- 发酵类食品。益生菌可以减少肠道炎症，改善焦虑。
- 真菌类食物。比如蘑菇有助于维护肠道菌群的健康，并可产生大量血清素，而血清素与情绪的神经传递物质有关。
- 每天喝酒、咖啡不宜过量。研究发现，人每天喝酒不宜超过 5 杯，喝咖啡不宜超过 3 杯，否则可能会影响情绪。

"如果当时"的内疚感

听听 Ta 的故事

为什么不早点去检查？这是我常常问自己的一句话。

体检报告清楚明白地写着 EB 病毒（也称人类疱疹病毒）偏高，我侥幸地认为 EB 病毒就是比临界值偏高一点，而且两年了这个指标没有任何变化，此外大部分南方人的 EB 病毒这个值都偏高，又能有什么事呢？

最可笑的是，直到我的鼻子都已经回血了，出现了血块，我还天真地以为是天气太干、鼻子有炎症导致的，就这样又过去了一个月。最后在我儿子的强烈要求下，才去医院做了检查。检查报告放在我眼前的那一刹那，就好像一个榔头锤在我心，癌症已经转移了。

懊悔、自责、内疚的情绪全部都涌了上来，一边哭一边对我老公说："我对不起你，对不起儿子，也对不起我自己，我恨自己，恨自己自以为是，恨自己麻痹大意，恨自己不以为然……"

这是上天对我不在意自己身体的一个狠狠的惩罚，说实话，它似乎已经对我非常仁慈了，两年前就通过 EB 病毒指标偏高提示过我了，可是我没当回事，错过了最佳检查和治疗的机会，真的很恨我自己……

当被诊断为癌症的时候，很多人都会出现懊悔、自责、内疚的情绪。宫颈癌的患者会把阴道出血想当然地认为是内分泌紊乱导致的月经周期不规律，没当回事；结直肠癌患者会把大便出血想当然地认为是痔疮导致的，没当回事；鼻咽癌患者会把鼻子充血想当然地认为是天气太干导致的，还是没当回事……当收到癌症确诊通知书的时候，每个人几乎都是没有准备的，内心抗拒又无奈，"我真的很后悔""都是我的错"等都是他们挂在嘴边的话语，癌症的诊断导致患者对生活、对人生失去了掌控感，而自责、自我批评是唯一可以做的事，通过这样的方式在这失控的状态下获得些许的控制感，从而让自己的世界从混乱的秩序中得到一点平静。

面临癌症的威胁，患者通常会自动启动威胁－防御系统。这个系统会带出三种反应模式：战斗、逃跑和僵住。愤怒就是一种战斗，癌症患者可能常常会对自己说："为什么是我得了癌症？为什么老天对我这么不公平？为什么我不早点来看病？为什么我这么愚蠢、不重视自己的身体？"当患者处于这种愤怒的状态，会对诊断不认可、不接纳，会四处寻医，期望获得一个否定的答案，也会经常自我批评、指责自己、与自己生气。第二种模式是逃跑，癌症患者面临癌症的威胁，感叹自己的凄惨人生，从而开始远离人群、不愿社交、不愿和家人、朋友交流，变得孤僻、独居。第三种反应模式是僵住，表现形式为思维反刍，反复地去思考这件事，深深地陷入在自我批评的循环中，没办法全身心地投入到接下来的诊疗过程与生活中，自怨自艾，沉浸在悲伤情绪中。这种威胁－防御系统启动后，大脑中的杏仁核被激活，释放皮质醇、肾上腺素，久而久之就会身心疲惫。

在某种程度上，内在的自我批评其实是在迫使患者此时必须做出自我改变，这样才会感到安全。例如，当患者斥责自己为什么不留意自己的身体、不及时就诊的时候，其实内心是希望通过这样的方式来告诉自己应该更加珍惜自己的身体，以免出现更严重的境况，或者下次再出现类似的情况时，能够以一个积极就诊的方式来对待。所以，内在的批评其实就是在不断地试图抵挡可能伤害患者自身的危险，它的初衷往往是好的。

但是，自我批评带来的伤害是巨大的。在自我批评的时候，患者既是施暴者，也是受害者。每一次自我批评发起攻击时，都会对患者自身造成切实的心理伤害，进一步损害其价值感，剥夺其成就感和幸福感。

那么，当患者出现自我批评的时候，应该怎么办呢？自我关爱在此时应该隆重出场。通往自我关怀的道路往往始于一份客观的评估，也就是评估一下患者有多关怀自己。该量表能够测量患者善待自我、自我批判的程度，对共通人性的意识，因自身的不完美而产生的孤独感以及静观自身痛苦的能力或者过度认同痛苦的程度。请做一做下面量表（表3），看看患者自我关怀程度如何。下面的句子描述了患者在遇到困难时会如何对待自己。请在答题前仔细阅读每项陈述，并且在每一项的右边填写患者做出那种行为的频率。按 1~5 分计。

表 3　自我关怀评估量表

单位：分

序号	条目	没有	偶尔	中等	经常	总是
1	试着用理解与耐心的态度来对待那些自己不喜欢的性格	1	2	3	4	5
2	每当令人痛苦的事情发生时，会试着用更全面的视角来看待当下的情境	1	2	3	4	5
3	试着将失败看作人人都会遇到的事	1	2	3	4	5
4	当遭遇困难的时候，会给予自己需要的关爱和温柔	1	2	3	4	5
5	每当遇到烦心事时，会努力让自己保持平衡的心态	1	2	3	4	5
6	如果觉得自己在某方面不够好，会试着提醒自己，大多数人都会有这种感觉	1	2	3	4	5
7	当在重要的事情上失败时，往往会沉溺在自己不够好的感觉里	5	4	3	2	1
8	每当情绪低落时，总觉得大多数人可能都比自己幸福	5	4	3	2	1
9	当在重要的事情上失败时，往往觉得自己是唯一一个失败的人	5	4	3	2	1
10	每当情绪低落时，总会纠结于所有不对劲的事	5	4	3	2	1
11	对自己的缺陷和不足总是严加批判、持否定态度	5	4	3	2	1
12	对于自己性格里那些不喜欢的部分，缺乏宽容与耐心	5	4	3	2	1

注：如果分数在 12~30 分，表示自我关怀程度较低；如果分数在 31~42 分，表示自我关怀程度中等；如果分数在 43~60 分，表示自我关怀程度较高。

在演化的过程中，人类逐渐从爬行进化为直立行走，作为高级的哺乳动物，人类除了拥有威胁–防御系统，还发展出了"养育行为系统"，养育行为系统下所分泌的物质能够有效地对抗威胁–防御系统产生的压力。哺乳动物的幼体出生时，非常幼小、脆弱，需要被保护，哺乳动物也通常是在父母的保护、养育下才能使得幼体在健康、安全、充满爱的环境下成长。因此，由爱抚、拥抱、亲吻等行为构成的"养育行为系统"也逐渐形成。当养育行为系统被激活时，哺乳动物体内释放催产素、内啡肽，这分别是爱的激素和天然阿片类物质，可以缓解压力，提升安全感。这就是自我关怀的来源。

自我关怀的三要素刚好呈现的就是威胁–防御系统三种反应模式的相反面：自我批评—善待自己，远离人群—共通人性，思维反刍—静观当下。

当被诊断为癌症的时候，患者可能会出现苛责自己、责备自己的情绪，自我关怀要求善待自己，像善待自己最好的朋友一样善待自己。有了这种善意以后，患者在发现自己不经意犯下的错误，或是无心之过的时候，就不会严厉地批判自己了。相反，用这份善意来支持自己、鼓励自己，并且保护自己免受伤害。患者不会再因为自己做得不够好而攻击和斥责自己，而会给予自己温暖和无条件的接纳。即便外界挑战变得艰巨，周遭的事情对你不再友好时，这份善意仍旧提醒患者要主动安抚和宽慰自己。面对没有及时诊断的自责与内疚，想想如果这是自己最好的朋友，会怎么做？会因为他忽视 EB 病毒指标偏高一点而责备他吗？会因为他鼻子出血没及时就诊而责备他吗？面对现在已经确诊的他，大部分人都会选择轻声安慰："亲爱的，这不是你的错……"

共通人性指的是与他人的联结感，这也是自我关怀的核心。自我关怀尊重一项不可避免的事实，即痛苦是生活的一部分，对于每个人来说都是如此，无一例外。它指的是当患者在遇到事件的时候，应认识到有缺陷、犯错误是常发生的事。不仅是患者，每个人看到自己大便出血的时候，第一反应大概率都认为得了痔疮；每个女人在看到自己阴道出血的时候，第一反应大概率都会认为是经期紊乱、内分泌失调。案例中患者的情况也是一样，鼻子出血以为是炎症或者天气太干导致的，这是很多人都有的反应，患者并没有错，没有必要将自己特殊化，与他人疏离、责怪自己，也没必要认为得了癌症自己就是特殊的个体，远离他人。人们很容易陷入一个陷阱，那就是相信什么事都"应该"一帆风顺，一旦事情不尽如人意，就会认定哪里出了问题，认为是自己导致的，或者认为是他人导致的，为此痛苦万分，在痛苦中感到孤独。然而，痛苦是人类共同经历的一部分，每一痛苦的时刻，都会变成与他人联结的时刻。癌症患者在困境中的痛苦与正常人在困境中的痛苦，别无二致。

自我关怀的第三个部分是静观当下，指的是以此时此地的心态来面对生活，以清晰和平衡的方式关注自己每时每刻的体验。也就是说，如果癌症患者一直沉浸在过去的思维里，无法踱步向前，就会夸大这份内疚与自责的痛苦体验，相反，开放地面对当下的已经错失良好时机看病的事实，允许所有的内疚与自责的思绪、情绪和感觉进入自己的意识，不带丝毫对抗和回避，面对与承认自己的懊悔的痛苦，与这份痛苦平和地相处，才能以一颗善意和关怀的心来滋养自己。

现在患者可以尝试做以下这个练习。

播放一段让人感到舒适的轻音乐，闭上眼睛，深呼吸，将新鲜的氧气深深吸入肺部，感觉到腹部深深鼓起，然后缓缓地吐出来，感觉到腹部释放出空气。

紧接着，放松身体，逐个感到身体的每个部位，让面部、肩颈、胳膊、腹部、大腿、臀部、小腿逐渐放松。

- 回顾被告知自己确诊为癌症的场景？
- 是谁告诉你的？

- 他说了些什么？
- 在什么样的场景下？
- 自己当时的情绪反应是怎么样的？
- 内心活动又是怎么样的？

当患者在脑海中想象这个困境时，注意力从头顶到脚底，用自身的呼吸和注意力扫描全身，回顾哪个部位会感受到压抑，将注意力放在这个位置，倾听这个位置向自己传达的信息，感受此处的感受。

此时，关注脑中的想法，现在请尝试回忆那种感觉是如何开始的？有哪些批评自己、指责自己的话语？

此时，患者对自己说：这就是内疚和自责的时刻。与此刻的感受静静地待一会儿。然后告诉自己：

"内疚与自责的痛苦是生活的一部分，很多癌症患者都有这样的经历。每个人遇到类似情况第一反应都想不到是癌症。每一个癌症患者都有悲伤、难过的感受。"

与此同时，患者试着对自己说：

"我愿意以一颗善良的心对待自己。

我愿意宽恕自己的粗心大意。

我也愿意接纳此时此刻的身体。

我愿意坚强、勇敢与耐心。"

如果患者找不到合适的话语，那就想想自己的亲密朋友或所爱的人遇到了这类问题，自己会对他说些什么？想向朋友传递哪些发自肺腑的信息？

"如果以后"的担忧

听听 Ta 的故事

2021年9月9日，阿健永远离开了这个世界。不少了解他故事的网友们，也忍不住失声痛哭……

阿健是一位西瓜视频的博主，也是一位直肠癌晚期患者。在确诊之前阿健有个幸福的四口之家，两个可爱、懂事的女儿，吃穿不愁，过着安稳宁静的小日子。可自从阿健患病以后，家中的"顶梁柱"倒了，对于这个二胎家庭来说，无疑是天塌了一般。面对高昂的医疗费用和四口之家的生活支出，阿健开始了自媒体创作之路，他用短视频记录的方式把自己的日常生活呈现给大家。

在他拍摄的视频里，有许多他的日常：为大家普及直肠癌知识、讲述化疗感受、学习做美食，还有和孩子的日常。"六一"儿童节那天，恰逢大女儿生日，在他拍摄的视频里他去逛超市买玩具，准备生日惊喜……生病以后，他尽自己最大的努力陪伴两个女儿，努力珍惜陪伴孩子的每一天。在他视频的背后更多的是一位癌症患者对生活、对家庭的不舍，以及抗癌路上的艰难、无奈和痛苦。好在他有与癌症斗争到底的坚韧和勇气。

而现实永远不会像童话故事般以圆满的结局收尾，奇迹也不会如人所愿般发生。再坚强的阿健也抵不过病痛的折磨，病情逐步恶化，身体的疼痛让他再也没有睡过整觉，经常半夜被痛醒，然后一直睁着眼睛撑到天亮。他很多时候都想放弃，他不想再坚持了，可想想两个年幼可爱的女儿，他满是不舍："让我一直坚持下去的动力，是孩子放学后进屋那一句呼唤'爸爸'，还有我疼痛的时候，看到她们在门口小心翼翼偷偷观望和满脸露出的担心和不舍"。

在他意识到自己时日不多时，也曾泣不成声："我不惧怕死亡，死亡对我来说是种解脱。但是我走了，父母岁数大了，孩子现在还小，以后怎么办？我对不起我的孩子，对不起他们……"

阿健临终前最放心不下的就是两个孩子——那份沉重的不舍。他很爱他的家人，他的家人也很爱他，为了让家人放心，阿健很少在他们面前喊疼；为了让阿健放心，他的家人也很少在他面前流泪。他们把最深的爱都藏在了心里，互相隐瞒，互相心疼。

其实，在众多关心阿健的网友中可以看到有不少和阿健有着类似经历的"爸爸妈妈们"，如今癌症越来越普遍化、年轻化。很多正当壮年的人们患病以后，最不舍、最担心、最放心不下的就是自己尚且年幼的孩子。记得有位晚期癌症患者说过这样一句话："如果我是孤儿，如果我没有孩子，没有家庭，或许这一切都会简单很多，可是现在牵挂太多了……"

患者对自己身体健康状况时刻担忧，直面死亡时，对亲人更是牵挂，担心自己逝世后，孩子没人照顾，老人没人照顾……同时长期治疗的高额医药费用，都会引发患者对家庭经济的忧虑，担心自己的病给家人带来负担，从而开始出现焦虑、紧张不安，甚至夜不能寐，还有对症状无法改善或者疾病的进一步发展而感到焦虑。

然而，这些担忧并非全都是负面的，担忧可以分为两种：一种是建设性的担忧，另一种是非建设性的担忧。建设性的担忧有利于帮助患者提前应对未来的问题，以做好准备，例如"明天我要去医院看病，担心可能会遗漏之前的检查报告"，因此会提前做好准备，将检查报告放在进门处。

非建设性的担忧多数是无法控制、无法解决的。常常是冠以"要是……怎么办呢"的句型。比如"要是我的疾病复发了怎么办？""要是我明天查出来发现肿瘤有转移怎么办？""要是我走了，我的孩子怎么办呢？"以上这些都可以通过以下条目来甄别两种类型的担忧。

建设性的担忧

- 正在担心的问题有解决的办法
- 把担心聚焦于某一件事，而不是许多事
- 愿意接受不完美的解决方案
- 不会被焦虑所左右
- 能识别到哪些是自己能控制的、哪些不是自己能控制的

非建设性的担忧

- 担忧的问题无法得到回答
- 担忧的事情具有连锁反应，对许多事都很担忧
- 拒绝解决方案，因为这个解决方案不够完美
- 认为应该担忧直到自己减轻焦虑为止
- 认为应该担忧直到自己能控制一切

接下来，请患者根据自己担忧的程度，对照以下表 4 中描述特点的 16 个条目，选择符合自己的选项。

表 4　担忧程度评估量表

单位：分

序号	条目	完全不符合	基本不符合	有些符合	大部分符合	完全符合
1	如果没有足够的时间做事情，就不会担忧它	5	4	3	2	1
2	担忧淹没了自己	1	2	3	4	5
3	没有担忧的倾向	5	4	3	2	1
4	许多事情让自己担忧	1	2	3	4	5
5	知道没有必要担忧，可是却控制不了自己	1	2	3	4	5
6	当遇到压力的时候，会有很多担忧	1	2	3	4	5
7	总是担忧一些事情	1	2	3	4	5
8	很容易消除那些令人不安的想法	5	4	3	2	1

序号	条目	完全不符合	基本不符合	有些符合	大部分符合	完全符合
9	一旦做完了一件事，就开始担忧需要做的其他事情	1	2	3	4	5
10	从来不担忧任何事情	5	4	3	2	1
11	当不再有任何需要关心的问题时，就一点也不担忧了	5	4	3	2	1
12	这一辈子就是一个担忧的人	1	2	3	4	5
13	感觉一直在担忧着	1	2	3	4	5
14	一旦开始担忧就停不下来	1	2	3	4	5
15	每时每刻都在担忧	1	2	3	4	5
16	在一件事情完成之前，会一直担忧	1	2	3	4	5

注：请将所选择的分数相加：16~30 分，表示没有焦虑；30~52 分，表示不到临床标准，但仍然有问题困扰着；53~64 分，表示有一些担忧问题；65~80 分，表示是慢性担忧者。

其实对孩子的担忧，对未来的担忧，都来自于个体对未来的"不确定感"，通过担忧各种各样没完没了的主题获得一份确定。肿瘤患者不知道自己离开这个世界后，孩子会如何生活，妻子还会嫁人吗？孩子在以后的家庭里能得到关心与爱吗？生活费、学费这些从何而来？如果能提升对不确定感的容忍力，有利于缓解内心的焦虑。如果患者也存在这种不确定感的焦虑，试着记录自己的担忧日记，这可以帮助患者快速评估和了解自己的担忧对象、担忧程度、担忧的性价比，对意识到自己做出"错误预言"的倾向，非常有用。

- 请询问自己，目前在生活中有哪些不确定性？
- 是不是要把这种"不确定感"等同于负性的结果。例如担忧是"要是我走了，我的孩子怎么办"，在自己的意识里，担忧是"要是我走了，我的孩子肯定会没人保护、受到伤害、没有好日子过"。
- 假如不得不赌一把，自己会怎么赌？如果自己认为"我死了之后，孩子的生活就完了"，自己愿意为这样的预言赌多少钱？

- 这个预言真正发生的可能性有多大？（0~100%）
- 这个预言最坏的结果是什么？
- 这个预言最好的结果是什么？
- 这个预言最有可能的结果是什么？
- 对于担忧会有一些坏事将要发生的想法，有哪些支持和反对的证据？

支持的证据：

1.

2.

3.

……

反对的证据：

1.

2.

3.

……

- 如果支持和反对证据加起来是100分，自己如何为支持和反对证据分配得分？（40分：60分还是70分：30分？）
- 担忧这些事情对自己来说成本和收益各是什么？如果成本和收益加起来是100分，那么如何分配这个成本和收益？（40分：60分还是70分：30分？）

成本：

1.

2.

3.

……

收益：

1.

2.

3.

······

- 从过去发生过的证据来看，担忧对自己一直是有帮助的，还是有害处的？

- 无论如何，担忧真的会给自己一些控制感吗？或者因为如此的担忧，让人感觉到了更多的失控感？

- 试着去接受这份不确定感"对于我来说，后面会发生什么我确实不知道"，慢慢地重复这句话，每天对自己反复说20次。让这份不确定感成为生活中的一部分。

- 思考这份不确定感，一定都是没有意义的吗？生活是不是就是由一份份不确定感堆积而成，如果能预知明天、下个月、明年、10年的景象，如果能预知孩子的未来，没有留任何不确定性给孩子，生活会不会索然乏味，孩子会不会局限于此，压缩了本可以更大的空间？

接下来，患者静下心来，全神贯注地来几次缓慢的深呼吸。

当患者想到未来，想到自己年幼的孩子，负面情绪开始蔓延时，要尝试凝神，停止一切想法，通过缓慢的深呼吸可以平复神经系统，扭转损伤细胞的紧张。在缓慢深呼吸产生的暂时停顿中，患者可以选择将思绪集中在自己过往生活中开心的时刻，而不是任由负面情绪四处滋生。

回到当下。患者应让自己的注意力回到此时此刻。对未来的过度担忧只会让现在的自己越来越糟糕，回到当下，当下患者还可以和家人、孩子在一起，感受孩子的话语，孩子的笑容，孩子一点一滴的成长。对于"回到当下"，患者可以尝试做一个最简单有效的练习。

关注所有感官的信息输入：此时此刻看到的、听到的、触碰到的、闻到的，还有尝到的是什么？

这种练习的作用机理是，人们不能同时关注当下和未来。当患者开始担忧焦虑时，未来可能发生的各种情形会占据自己所有的思绪。反之，如果患者的感官被当下时刻的细节所占据，感受当下，感受日常生活里正在发生的事情，负面情绪会自然而然地滑出人们的关注范围。

患者应把对未来的担忧，对孩子的不舍及牵挂化作一种动力、一种信念，与癌症抗争到底！时刻告诉自己今天就是自己昨天担心的明天，今天并没有那么可怕对不对？很多自己担心过的事情其实都没有发生过，为什么不把精力用来想想明天会有什么好事情发生呢？

躺在床上的彻夜难眠

听听 Ta 的故事

39 岁的周法官每天的工作就是审理案卷、开庭、整理案卷档案……因为基层业务繁重，晚上和周末的时间经常能在单位看到他的身影，他把青春都献给了法院。一年前，他开始出现尿血，去医院检查，才知道自己得了膀胱癌。

自从得知患有这个病，这一年都没睡过一夜好觉。原来的他是想睡但没时间睡，现在的他有了大把时间，却怎么都睡不着，即便睡着了，半夜也经常醒来，醒来后就辗转反侧，再难入眠。有时候在想自己的疾病，有时候想到两个孩子的未来，有时候又想到自己父母，他们知道了会是什么样的反应。现在，白天虽然不用做什么，但仍旧感觉疲乏不堪、无精打采。妻子看到他这样，十分心疼，每次都喊他一起去走走路、散散步，周法官都摇摇手说，感到很累，想睡觉。所以每次吃完晚饭，7 点不到，周法官就爬上床去，睡觉肯定是睡不着的，他就在床上看看电视、玩玩手机，一直到半夜。

他感觉到自己的精力明显大不如前，经常丢三落四，记不得东西，原先滚瓜烂熟的法律条文都记不住了……

癌症患者失眠的发病率在 17%~57%，是普通人群的 2~3 倍。失眠指的是患者对睡眠时间和质量不满足，并且影响白天的社会功能的主观体验。每个人的失眠形式表现不一，有些人是入睡困难，比如入睡时间超过 30 分钟；有些人早上醒得早，比往常早醒了 2 个多小时；有些人半夜容易醒来，晚上醒来数次；总睡眠时间也减少了；有些人感觉到睡得很浅，一个晚上做了很多梦，白天没力气、犯困等。

你也存在以上现象吗？首先，通过以下测试来评估患者的失眠是否严重。该量表（表 5）是一个用于筛查失眠的简便工具，包括 7 个条目。对下面每一个问题，请患者根据自己最近 2 周的情况，选择最符合自己的答案。

表 5　失眠程度量表

单位：分

序号	条目	无	轻度	中度	重度	极重
1	入睡困难	0	1	2	3	4
2	维持睡眠困难	0	1	2	3	4
3	早醒	0	1	2	3	4
4	对当前睡眠模式的满意度	0	1	2	3	4
5	最近自己的睡眠问题在多大程度上干扰了自己的日间功能（如日间疲劳、处理工作和日常事务的能力、注意力、记忆力、情绪等）	0	1	2	3	4
6	与其他人相比，失眠问题对自己的生活质量有多大程度的影响或损害	0	1	2	3	4
7	对自己当前睡眠问题有多大程度的担忧或沮丧	0	1	2	3	4

注：请将所选择的分数相加，得到的失眠分数：0~7 分，表示无失眠；8~14 分，表示轻度失眠；15~21 分，表示中度失眠；22~28 分，表示重度失眠。总分为 28 分，分数越高表示失眠越严重。

睡眠是一个非常重要但是复杂的过程。睡眠的状态不仅仅是白天清醒状态的相反面，在睡眠的过程中，人们的头脑和身体仍然在进行着大量的运动。在整个晚上，人们会经历不同的睡眠阶段，而深层的睡眠主要集中在每晚的前半部分，每个人每天晚上都会做梦，只不过有些人醒来还记得，有些人醒来已然忘却。

从脑电波的研究显示，睡眠可以分为两大类型：非快速动眼睡眠（NREM）和快速动眼睡眠（REM）。这两类睡眠在整个晚上交替循环出现，每个循环在 60~90 分钟。NREM 睡眠依据不同的脑波线形态可以分为三个阶段。

第一个阶段是半睡半醒的状态，在这个阶段人们会感觉到呼吸减慢、肌肉放松、心率下降。

第二个阶段是浅睡状态，这个阶段的状态较前一个阶段深沉，占据了整个睡眠的一半时间，人们比较容易在这个状态中醒来，很多有失眠问题的患者很容易在这个状态中醒来，或者以为自己是清醒的状态。

第三个阶段是深睡眠阶段，这时候心率、血压、体温和呼吸频率逐渐降到一天的最低水平，这个阶段占据总睡时长的 5%~20%，这个阶段结束后，人们会回到第二个阶段浅睡眠阶段，再进入 REM 睡眠。

REM 睡眠时的脑电波与清醒时的相似，大部分的肌肉处于僵直的状态，心率、血压和体温会逐渐升高，呼吸频率也变得不规则，在这个阶段人们会做梦，且更容易被唤醒。

失眠根据病程的长短，可以分为急性失眠、亚急性失眠和慢性失眠。急性失眠，病程为 1 个月以内，睡眠障碍与外界因素引起的紧张状态有关，常见的原因有工作压力大，面临重大生活事件，例如癌症、离婚、丧亲等。

亚急性失眠，病程超过 1 个月，但是短于半年。

慢性失眠，病程超过 6 个月以上，由于各种慢性疼痛、抑郁等引起。

那么，为什么会失眠呢？失眠的原因有很多。有些人是因为得了癌症产生了抑郁、焦虑的情绪，从而辗转反侧、胡思乱想，有些人因为癌痛、化疗不良反应等躯体不适，而无法入睡。导致长期失眠的原因可以被归为前置因素、诱发因素以及维持因素。前置因素指的是那些引起失眠的先天特质，比如遗传、性格等。诱发因素指的是失眠开始初期的外在因素，比如压力、精神障碍、身体疾病、日夜颠倒、酗酒等。对于癌症患者来说，诱发因素包括手术、化疗、放疗、疼痛、疲乏、恶心、呕吐、尿频等。研究发现，术前患者大约有 59% 会出现失眠，接受放化疗后患者的失眠发生率增加。慢性疼痛患者有 90% 会出现失眠等。维持因素指的是，导致短期失眠演变为慢性失眠的因素，特别是一些行为的改变和心理认知。对睡眠和失眠的误解，对睡眠的担忧和不良的睡眠习惯。

癌症患者如果进入慢性失眠阶段，睡眠限制疗法可以帮助他改善不良的睡眠习惯。睡眠限制疗法指的是把卧床时间和实际睡眠时间的差距缩小，从而获得更高效的睡眠方式。也就是说，在床上的时间就是实际睡眠的时间。

为什么这么做呢？

因为很多人在床上并不是在睡觉，而是处于一种"清醒"的状态，就像案例中的周法官那样，因为感到疲乏，吃完饭就爬到床上玩手机，那么他的大脑就会收到这样一个信号，将"床"和"清醒"的状态做一个联结，久而久之，在床上做"清醒"的事，习以为常。睡眠限制疗法旨在通过改善睡眠的"质"后，再慢慢提升睡眠的"量"。

首先，请患者计算自己的睡眠效率，记录每晚的睡眠总时长，举例如下（表6）。

表6 一周睡眠时长表

星期一	6 小时
星期二	4.5 小时
星期三	7 小时
星期四	6.5 小时
星期五	8 小时
星期六	6 小时
星期天	5 小时

那么这一周的平均睡眠时间为：每天的睡眠时间总和 ÷7，也就是：（6+4.5+7+6.5+8+6+5）÷7=6.1 小时。如果平均卧床时间为 8 小时，那么睡眠效率就是：6.1÷8×100%=76% < 80%，这个结果表明睡眠效率非常低。

为了提升睡眠效率，可将这一周的平均睡眠时间 6.1 小时设定为接下来一周的卧床时间。现在，请患者先为自己设定一个起床时间，然后根据起床时间减去计算出来的平均卧床时间，得到就寝时间。例如起床时间是早上 6：00，睡眠时间是 6.1 小时，从早上 6：00 往前推 6.1 个小时，那么就寝时间为前一天晚上 11：54。也就是说在接下来的一周，患者请于晚上 11：54 上床，早上 6：00 准时起床，请务必遵守这个设置。

每个星期患者可以根据自己的平均睡眠效率调节作息时间。

如果睡眠效率低于 80%，请把卧床时间缩短 15~20 分钟。

如果睡眠效率高于 85%，请把卧床时间增加 15~20 分钟。

如果睡眠效率在 80%~85% 之间，那么卧床时间可以保持不变。

或许人们会觉得，这样的方法会减少患者睡眠时间，事实上，它是在实实在在提高他的睡眠效率。它只不过减少了他在床上的"清醒"时间而已。

要注意，如果患者在白天感觉疲倦，这是非常正常的现象，这表明白天他的身体正在尝试调整生物钟，夜间就会更快入睡，减少夜间醒来的时间，并且睡得更深。

此外，一些对失眠负面的认识也会引起更为严重的失眠。比如很多患者会担心"当晚上睡不着时，身体免疫力下降，那么癌症就可能会复发""当夜晚没睡好时，第二天的化疗，我肯定撑不过去"，这样的担心会让他感到更加焦虑与无助，久而久之，每当患者失眠，这种想法就会自动化呈现，进而引起不必要的焦虑情绪，进而在床上辗转反侧，无法入眠，形成恶性循环。

还有一些不合理的想法，整理如下。

1. 一定要有 8 小时的睡眠才能有充分的力气对抗癌症。

2. 好像有很多个晚上都没睡好觉了，这样癌症会不会复发？

3. 已经有几晚没睡着了，今晚一定要睡着！

4. 明天要去医院，恐怕今晚又要失眠了。

5. 做梦梦见自己的头发掉光了，看来昨晚又睡得很浅。

6. 一点力气也没有，早点上床吧，也许会很快睡着。

7. 想到明天要做手术，应该早点睡，睡得好明天手术才会顺利。

患者找到自己对睡眠的不良认知非常重要，这边列举了一些不合理观念的类型，请试着找一找自己是否存在。

1. 非黑即白。看待事情认为只有"全对或全错""又做梦了，我昨晚没有深睡眠"这些想法将做梦认为是没睡好的表现。

2. 以偏概全。用少数或但又负面的事情来概括全体。例如，"我生病后就从来没睡过一夜好觉。"这就是以偏概全的思想。

3. 灾难化。指的是把本来很小的事情放得无限大，将事情严重化，想到最坏的打算。"我今晚没睡好，明天化疗肯定吃不消，身体必定会出现很多不良的反应！"

4. 选择性注意。只留意某个方面的情况，选择性地看待事物。"昨晚又梦到脱发了，我一整夜都睡得很浅！"

如何找到患者的不合理信念？可以尝试填写下面表 7 中的内容。

表 7 情境 – 认知表

情境	认知	情绪
晚上辗转反侧，怎么都睡不好	完了，我肯定又睡不好了，明天化疗会很不舒服	焦虑、担心、纠结、难受

利用上面的表格，将患者的自动化思维找出来，便能清晰地发现自己的一些不良想法。找到后可以试着想一想如下几点问题。

- 这些观念是否等于现实？
- 睡不好癌症就会复发了吗？睡不好化疗就会忍受不了吗？做梦就真的代表睡得不深了吗？
- 有什么证据可以证实呢？
- 又有什么证据可以推翻这个想法呢？
- 即便这个想法是科学正确的，它会产生什么样的后果吗？

如果经过以上一系列的自问自答后，患者依然觉得无法说服自己，可以将自己抽身出来，作为第三人称的角度去看待这个事情。

如果是患者的好朋友得了癌症，因为昨夜睡不好而认为自己无法承受化疗之痛苦，患者会怎么安慰他呢？请试着回答。

除此之外，患者还可以使用另一种方法，叫作"成本－效益分析"来尝试改变自己不合理的信念。这个方法通过以下两个方面分析自己的观念带来的不同利弊。

1. 如果坚持这样的想法，比如说："睡不好，化疗产生的不良反应就会忍受不了"等，这会对自身有什么帮助？

2. 如果坚持这样的想法，比如说："睡不好，我明天的化疗会很难坚持住"等，这会对自身有什么坏处？

通过对比，患者或许对自己的观念会有所转变。

举例来说：

1. 有利之处：这让人更加重视自己的睡眠健康。

2. 不利之处：这让人觉得特别紧张和焦虑，更加难以入睡，对控制睡眠的能力失去信心。

当患者发现这样的想法的不利之处多于有利之处，还会持有这样的想法吗？

此外，睡眠往往与不良的睡眠卫生习惯相关，如在床上看书、看电视、喝酒、喝咖啡、喝茶等。这些不良的习惯会破坏睡眠的正常节律，导致睡眠模式紊乱、引起失眠。以下是关于睡眠的一些小贴士，患者可以试着将它们制作成小贴纸，贴在显而易见的地方。

- 睡前数小时避免喝茶、喝咖啡等。
- 睡前不建议饮酒，酒精会干扰睡眠。
- 睡前避免剧烈的运动。
- 睡前不要吃太多不易消化的食物。
- 睡前 1 小时内不做兴奋的脑力劳动，或观看使人兴奋的电视或电影。
- 卧室的环境应保持安静、舒适，睡觉时间应拉上窗帘，关灯，保持黑暗的环境有利于褪黑素的分泌等。

当患者持续得到良好的睡眠时，这并不意味着他未来每一天都会获得完美的好睡眠，他可能还会出现睡眠不好的时候。如果睡得不好，请不必过于担忧，睡眠不好是再正常不过的一个现象，每个人都可能会发生，它不过是生活中的一部分。

无处安放的暴脾气

前段时间老黄吃不下东西，感觉喉咙口总有东西堵得慌，医院检查后确诊为食管恶性肿瘤。

到目前，老黄一共做了 3 次手术，术后出现了喉返神经的损坏，导致声音嘶哑，加之吃东西只能依靠鼻胃管，频繁便秘、伤口疼痛、失眠等各种不适，老黄整个人的脾性也发生了翻天覆地的变化。他变得十分暴躁，经常无缘无故朝周围人发脾气，一点小事便会让他大发雷霆，扔东西，和家人的关系也变得紧张起来。家人想要关心他，询问他的感受，最后都会被凶回来。有一次，家人说带他去西湖边走走，老黄瞬间就爆发了，发火说："你们没点脑子吗？我现在这样子，出去遇到熟人怎么办？你们是想让大家看我笑话吧！"随即砸掉端来的药碗，家人也十分委屈，不敢多说话，不知所措……

"看着我爸被病魔折磨得这么痛苦，我们家人真的很难受，我们知道他原来不是这样的，但现在每次碰到一起，不是因为一件小事，就是因为一句话，他就开始暴怒，砸东西，我感到很累，我也不知道该如何帮助他，怎么做才可以减少他的痛苦。有时候害怕说错话，所以我们就只能选择少说话……"老黄的儿子诉苦道。

愤怒是一种自然的情绪，如果能够在合适的时间以合适的方式表达出来，那是健康的；如果随时随地地暴怒，那就会影响周边的人。愤怒也是一种复合的情绪，也就是说，愤怒的情绪常常是由其他情绪引发出来的，比如恐惧、失望、伤害、愧疚等。案例中老黄的这种状态，叫做易激惹，这是一种剧烈，但持续较短的情感障碍，当遇到不愉快的事情时，即使是非常轻微的事情，也会产生剧烈的情感反应，表现为容易生气、敏感、激动、愤怒，甚至大发雷霆。

一般来说，愤怒的目的是想要获得控制感，改变他人或改变现状，但他们面对困境时，会感到非常无助，又惧怕暴露自己的无助与脆弱，因此发脾气就是一种没有办法的办法。恶性肿瘤带来的病痛、治疗带来的不良反应，生活质量明显受到影响，甚至尊严受到挑战，使得肿瘤患者往往对现状失去控制，甚至连一些决定都无法由自己掌控，患者的脾气变得暴躁、整日怨天尤人，甚至将怒气发到家属和医护人员身上，不愿配合治疗。

下面先通过表8中的内容来评估一下，患者控制情绪的能力如何，请根据自己的情况选择合适的选项。

表8 控制情绪的能力评估表

单位：分

序号	项目	从不	很少	有时	频繁	总是
1	生气时，身体经常会痛，比如肚子痛或头痛	0	1	2	3	4
2	会试着隐藏情绪	0	1	2	3	4
3	当对某人生气时，会说那人的闲话，或试着以某种方式对那人蓄意破坏	0	1	2	3	4
4	生气时，会把挫败感发泄到最亲近的人身上，而不是真正让自己生气的那个人	0	1	2	3	4
5	会被小事激惹	0	1	2	3	4
6	特别易怒	0	1	2	3	4
7	当真生气时，想打人	0	1	2	3	4
8	当真生气时，想砸东西	0	1	2	3	4
9	有强迫性想法，这让自己很生气	0	1	2	3	4
10	当别人不明白自己想告诉他们什么时，真恼火	0	1	2	3	4
11	每周至少会有一次吹胡子瞪眼	0	1	2	3	4
12	情绪爆发使周围人心烦意乱	0	1	2	3	4

序号	项目	从不	很少	有时	频繁	总是
13	当前面的车开得很慢的时候，真的很不耐烦	0	1	2	3	4
14	当别人违反规定，比如在超市的快速结账通道对方有太多物品时，就会生气	0	1	2	3	4
15	当别人在自己旁边表现粗鲁时，就会生气	0	1	2	3	4
16	发现自己经常被周围某个人激怒	0	1	2	3	4
17	对自己的愤怒反应感到特别的羞愧和内疚	0	1	2	3	4
18	常常感到肌肉紧张，压力很大	0	1	2	3	4
19	生气时，会大喊大叫或骂人	0	1	2	3	4
20	太生气了，整个人好像马上要爆发的火山一样	0	1	2	3	4
21	当机器设备不能正常工作时，就很快感到沮丧	0	1	2	3	4
22	对人和事的坏情绪会持续很久	0	1	2	3	4
23	无法忍受无能的人，会让自己很生气	0	1	2	3	4
24	认为别人做了不应该做的事，并试图逃避惩罚	0	1	2	3	4
25	当家人不分担家务时，就会生气	0	1	2	3	4

注：请将各项所得分数相加，如果分数在：80~100分，表示情绪的表达会让自己和其他人都陷入麻烦，建议立即寻求专业的帮助；60~80分，表示努力慎重控制自己的情绪，如果没法做到，建议寻求专业的帮助；50~60分，表示有很大的改进空间，请自助阅读有关情绪管理的书籍；30~50分，表示可能像大多数人一样，经常生气。建议监控情绪触发事件，观察自己是否可以在几个月内将分数降低；30分以下，表示情绪管理能力很好。

为了更好地控制情绪，先来看一下情绪会产生的生理反应有哪些。发脾气会引起肌肉、胸部、背部、头颈部紧张和绷紧，心跳加快，呼吸急促，有些人甚至会冒汗和发抖，有些人在生气过后还会哭泣。请识别患者产生的生理反应有哪些，圈出符合他的症状。

- 肌肉紧绷
- 心跳加快
- 呼吸急促
- 冒汗

- 发抖

- 哭泣

- 其他

时不时的暴怒会引起心血管疾病，甚至会出现躯体化的症状，比如头疼、背痛、胃痛等。此外，发脾气还会损害患者的人际关系，让身边的人感到害怕、受到惊吓，让原本关心与支持患者的人却步，从而引起关系的疏离。

既然知道生气有这么多的坏处，但许多人仍旧无法控制自己会生气。只要身处社会，与他人发生联结，就会在收获关爱与温暖的同时，受到人际关系带来的磨难。生气就是发生在自身觉得受到伤害，想要回击报复的时候；或者是感到无能为力、无助、失去控制的时候；或者是感到不被人尊重的时候。与其说避免生气，不如来看看应该如何更好地管理生气这个情绪。

现在请患者回忆一件最近让自己感到非常生气的事情，在脑海中还原当时的情境、人物和对话，接着请用 1~10 分来评估一下生气的强度：1 分表示一点也不生气，身体没有反应；10 分表示情绪爆发，身体反应剧烈，出现了砸东西等情形，周围人感到惊吓和恐慌。

当时的情境：

- 生气程度在几分？

- 请继续回想一下，坏情绪持续了多久？

- 身体出现了哪些反应？

接下来，请试着用辩证行为疗法的一个管理情绪的技术来缓解愤怒，这个技术叫做"TIPP 技术"。T 表示"降低体温"，I 表示"剧烈运动"，两个 P 分别代表"有节奏的呼吸"和"放松肌肉"。请注意，如果心脏、呼吸、肺部有任何疾病，那么请在专业人员的指导下完成以下任务。

第一步，降低体温。当患者感到情绪强烈时，请找到一个低温的东西，比如用冰水洗一把脸，或者一个冰袋敷一下面颊或感受到灼烧的地方。这种方式会减慢心率和呼吸，让身体保存能量和氧气。

第二步，剧烈运动。即便体表温度已经通过第一步的方式降低，但负面情绪仍旧储存在体内，请找到一个合适的方式释放它，比如可以找一个空旷的场地快跑、大声朝着空旷地方呼喊出内心的愤怒。找一个沙袋打拳击，或者去健身房撸铁等。这样的做法可以有助于释放内啡肽，从而可以缓解压力，释放快乐的激素。

第三步，有节奏的呼吸。呼气的时间通常比吸气的时间长，在呼吸之间做到短暂的屏气。例如，患者可以在吸气的时候，心中默念1到4，然后屏气，心中再次默念1到4，再呼气，缓缓吐出来，心中默念1到8。有节奏的呼吸可以减慢呼吸和心率。

最后一步，放松肌肉。在呼吸的同时，绷紧和放松肌肉进行循环交替。例如，在吸气的时候，拉紧身体内的每一寸肌肉；在呼气的时候，逐渐放松紧绷的身体。

做完以上这个练习的时候，再用1~10分来评估生气的程度：

- 现在生气的程度有几分？
- 摒除沟通的内容，对方的情绪是什么？
- 对这个事件的看法如何？是否存在狭隘的偏见？如果以一种乐观积极的心态去理解该事件，会是怎么样？

当患者处于一种积极的状态，对很多事情的解释都会变得积极、正面。记住，所有的事情发生之后的影响都是取决于自己对这个世界的理解。

身体上绽放的那朵红玫瑰

听听 Ta 的故事

干净的中长发，甜美的着装，长长的睫毛，如果她自己不说，没人知道她是一位结直肠癌患者，并且做了永久性造口。赵灵今年32岁，是一个活泼开朗、跳舞跳得极好、唱歌动听的护士。2018年的那次医院体检，她查出来患有结直肠癌，她是怎么都没想到自己也成为了患者中的一员。

经过了数十次的放疗后，赵灵做了肿瘤切除术。其实，她的黑色中长发早就没了，最开始戴头巾，现在戴的是假发，每次出门前，她都对镜数十分钟，生怕别人发现端倪。

那一年，她也安上了"造口"，医生将近端肠管拉出、翻转，再缝在腹壁的部位，用于排泄粪便，还有保护远端吻合口、减轻梗阻等作用，因此造口也被称为"开在身体上的红玫瑰"。而更换造口袋也成为了赵灵每日必做的一件事。造口袋坏了、造口袋破损、大便渗漏出来、身带异味这都是常有的事，也日渐成为了她的痛苦所在。

有一次，赵灵陪老公回了趟老家，在那儿看到了小时候经常喝的荔枝味的饮料，就不免多喝了几口，没想到隐隐约约，她感到造口袋鼓得厉害，害怕、恐惧，但尴尬的一幕还是发生了，造口袋破了，散发出一股浓浓的异味，那么爱美、爱干净的她，怎么可以忍受这种事情的发生，羞愧不已。

"我真的不能接受这样的自己！"她崩溃地大声喊道。

数据显示，造口患者已经超过了100万人，且每年以10万的速度增长，而赵灵不过就是其中的一份子。癌症患者因为疾病与治疗的各种原因，导致脱发、产生异味、外貌发生变化，从而产生自卑的情绪。如果一直将注意力放在这些客观的缺陷上，就会产生对自我认识的扭曲，只会放大自身劣势，而忽视了自己本身的价值与优势，如果长期以往，就会产生强烈的自卑感。

那么患者如何改变这样的局面呢？最重要的是形成正确、客观的自我评价。写下对自己当前的看法，越详细越好。可以从以下表 9 中的几个方面进行描述。

表 9　自我评价描述内容表

方面	条目	描述
外表	身高	
	体重	
	长相	
	肤质	
	头发	
	眼睛	
	牙齿	
	鼻子	
	着装	
	妆容	
	腿部	
	脖子	
	手	
	胸部	
	其他	
人际关系	父母	
	子女	
	伴侣	
	好友	
	同事	

方面	条目	描述
个性	熟悉的人	
	一般熟悉的人	
	陌生人	
别人眼中的我	家人	
	同事	
	朋友	
	伴侣	
学习或工作表现		
日常生活能力		
一般性智力		
性能力		

注：请再次回顾对自己的描述，将认为是"优势"或"优点"的评价词用红笔圈出来，在认为是"劣势"或"缺点"的评价词用蓝笔圈出来。通过这样的方式患者会发现，如果认真地思考，自己身上仍旧有许多闪光点，从这些闪光点中获得能量。如果蓝色圈多于红色圈，这意味着看到的都是自己负面的部分，那么可能需要为实现积极的自我认知付出更多的努力了。

第一步，对自身缺点进行工作。每个人都有不完美之处，但如果将这些"不完美"的地方作为武器对自己发动攻击——自我批评，患者会感到备受伤害。现在请将上述所圈出来的蓝色评价语单独列出来，并对其进行客观改写，要求不再使用贬损评价性的词汇，而是用客观语言描述这个特点，或许也可以找出这个特点的例外之处。比如：

1. 我是秃头——我之前有一头黝黑的头发，但是我的头发因为化疗的原因掉完了，化疗结束后头发还会长出来。

2. 我很臭——造口袋子在长久不换的情况下会散发出异味。

3. 我脾气很差——1 周内，我因为老公没有给我打电话而生气了 2 次，因为我妈擅自帮我收拾屋子发脾气了 1 次。

4. 我很蠢笨——对于医疗和疾病这块，这不是我的专业，不太了解这个疾病，不知道这是正常的；我自己是研究英语的，知道很多英文单词、可以不带字幕地看懂美剧。

接下来，再来看看圈出来的红色评价语，这些是对自己积极的认可，请再次回顾这部分内容，看看是否还有遗漏的优势，哪怕是过去偶尔发生过的一次事件，也请添加。现在请将所有的优点形容词，扩展为一个完整的句子，多使用褒义词、近义词和形容词、副词进行修饰。例如：

1. 我很勇敢——癌症的治疗与折磨把我的生活节奏打乱了，但是我仍旧有勇气去接受和面对它，我会努力把接下来的生活过得更好。

2. 家庭观念强——我非常爱我的家人，虽然现在我生病了，但正是这个时候让我看到了家庭给我的关心与温暖，整个家族的凝聚力。

3. 我很少拒绝他人——我很善良，总是设身处地地为他人着想，那天我的病友说让我帮他给他的孩子写封信，我答应了。别人的一些请求，我能做的我都尽力帮助。

4. 受人欢迎——因为我非常热情、开朗，也为他人着想，每天在病房走廊散步的时候，对见到的每一位患者，我都会热情地和他们打招呼，鼓舞他们要勇敢面对疾病，他们也会经常来找自己聊天。

现在，患者获得了一份全新的自我评价描述，修正过的蓝色评价语，以及拓展开来的红色评价语，这份表格也更为公平、客观、积极与正面，请将其综合为一份内容，以第一人称开头。这份自我描述患者应该把它保管在身边，随时可以获得的地方，时不时拿出来重温一遍，坚持 1 个月，每天阅读的方式会让患者学会以更加积极、正面、宽容的态度面对自己。

例如：

我是一个167厘米，体重50千克、47岁的女人，我的眼睛很圆，牙齿齐整，嘴巴不大不小，身材适中。我之前有一头黝黑的头发，但是因为化疗掉完了，化疗结束后，我还是会继续把头发养长。癌症的治疗与折磨把我的生活节奏打乱了，但是我仍旧有勇气去接受和面对它，我会努力把接下来的生活过得更好，因为我热情、开朗，也为他人着想，每天在病房走廊散步的时候，对见到的每一位患者，我都会热情地和他们打招呼，鼓舞他们要勇敢面对疾病，他们也会经常来找我聊天。我很善良，总是设身处地地为他人着想，那天我的病友说让我帮他写封信，我答应了。别人的一些请求，我能做的我都尽力帮助。我也非常爱我的家人，虽然现在我生病了，但正是这个时候让我看到了家庭给我的关心与温暖，整个家族的凝聚力……

此外，患者还可以将自己的优点以不同的方式时刻提醒着自己，特别是在患者垂头丧气、自怨自艾的时候，它就是一个武器，可以用它来保护自己免受打击。患者可以尝试以下几种方式。

1.每日清晨醒来，对自己写一句肯定的话语，大声读出来，例如："虽然我遇到了很多磨难，但是这段经历让我发现原来我是一个坚强、勇敢、不会被打倒的人，我热爱生活、热爱生命，更热爱坚强、勇敢的自己！"

2.每天睡觉前，在自己的优势列表中，找出3个优点，对其进行回顾具体的场景，所发生的故事，什么时间，什么地点，什么人，什么事，如何发生的。可以的话，在脑海中构建出这个场景，将其具体化，比如场景中的人穿了什么颜色的衣服，背景有音乐吗？时间是什么时候？当时每个人的表情是如何的？

　　每个人在遇到挫折的时候都会对自我产生怀疑，然而通过对自己进行正面积极的肯定，就会越来越相信自己，以此获得力量克服当下的困难，重新战胜自己，迎接更美好的生活。

从孤独的"囚牢"中解脱

🎤 听听 Ta 的故事

"今天又是超级忙的一天。"门诊台的护士叹了口气,"陈医生,你今天的号全满了。"陈医生匆忙地挤开人群走进诊室。节后第一天总是特别忙,穿上白大褂后开始叫号。由于是肿瘤门诊,老年患者大多数都是有子女陪同前来,围着陈医生问了又问,等陈医生缓口气的时候已经快中午十二点了,按下叫号键,出现一个眼熟的名字。

"宋阿姨,今天又是一个人吗?上次不是说了这次让家属陪着一起来吗?你这个治疗方案要跟家里人商量的。"陈医生无奈地看着眼前的老太太,她六十多岁,形单影只,略显悲凉。

宋阿姨说:"他们都在国外呢,回来一次又要隔离,又要各种证明,太麻烦了,我一个人也可以,你告诉我,我回去跟他们说就好了。"

陈医生熟练地开着检查单,一边跟宋阿姨多聊几句:"唉,你一定要跟他们说啊!这万一有什么情况,住院是要他们签字的。"

宋阿姨说:"孩子大了有自己的事业,我们当家长的,能不麻烦他们,就不麻烦他们。自从老伴走后,这么多年,我都习惯了。没事,我自己的身体,自己清楚。"

每天来来往往这么多患者,这个宋阿姨确实给陈医生留下了很深的印象。

孤独是什么?孤独是自己拿着诊断书,却收不到一条关心的消息。孤独是一个人走进病房,一个人打水、按铃、叫护士、一个人走路、又一个人离开病房。孤独是打开电话通讯录,想找一个人诉说,却没有合适的沟通对象。孤独是手术成功的满怀欣喜，回到家中却空空荡荡。孤独是即便身边有亲朋好友，但是却无人理解自己此时此刻的处境。孤独是空气突然变得清冷、凛冽的感觉。有句话说，孤独会致命。

心理学家阿德勒提出一个概念，叫做"共同体"。只要有两个人存在，就会产生共同体。把他人看作伙伴，并能够从中感受"自己有位置"的状态，就叫做共同体感觉。这个共同体可以是家庭成员、工作伙伴、社区邻里，甚至国家与宇宙。幸福的感受来源于共同体感觉，同样孤独的感受也来源于共同体。阿德勒曾说过，如果只有一个人生活在世界上，是没有孤独这个概念的。人之所以会感到孤独，是因为感觉到自己在与他人的共同体中没有属于自己的位置，无法为他人带来价值，感到与他人疏离，正是因为有他人的存在，才会感到孤独。

癌症患者，在家属面前，可能会有因为自己的疾病产生"自卑"的情绪，认为自己是他人的累赘，无法为家庭成员提供经济价值，甚至还要索取家人的情绪价值，特别是年迈的老人，他们越发感到自己的"无能感"。在工作伙伴的共同体中，他们也无法找到自己的位置。他们的孤独感因此油然而生。

同时，当一个人回避自己内心的状态，无法接纳与感受自己的内心状态，就会使自己与自己的关系变得疏离。最糟糕的情况就是失去了自我，心理学家欧文·亚隆说，如果一个人压抑了自己的内心需求，表现出来"应该怎么做"理想化的行为，当作理想自我去实践，就会丧失自己的判断，打击自己的潜力，导致心理孤独。

如何应对孤独的现状？

阿德勒认为共同体感觉就是幸福的人际关系的重要指标。每个共同体的表现形式会有差异，但都逃不出"自我接纳、他者信赖和他者贡献"这三个特点，也就是说，在两个人之间的关系中，人们都抗拒成为他人的累赘与负担，愿意为他人提供帮助，以及在付出的同时，收获自己存在的价值。如果能将对自己的执着，改变为对他人的关心，通过亲密关系，感受到自己是值得被爱，自己是有价值的，通过他人的存在，认识自己、了解自己，找到自己的位置，发挥自己的所长，这份归属感可以驱散孤独。

每天起床后，你可以思考：今天我能为身边的人做什么事？是否能力所能及地给予他们一些帮助？比如给病房里的其他患者送上自己亲手制作的小饼干；比如做一份红烧牛肉，带去给照顾自己的医护吃；比如买一束鲜花送给自己的爱人，谢谢她给予的爱和照顾。

心理学家弗洛姆说过，人最深切的需求就是克服分离，从而使他从孤独的囚牢中解脱出来，而克服分离的方式就是与他人通过爱的方式融为一体。敞开自己的心扉，坦诚与他人交流，保持友善，保持联结。只有建立起亲密关系，与他人产生联结，才会产生力量，推动两个人成长，消除孤独感。

比如说，可以参加一些社交活动、户外活动、读书会、获得更多与人互动与联结的机会，也可以参加一些同质性小组活动，把相同经历的人聚在一起，互相分享自己的故事，互相给予支持，会容易产生共鸣，彼此理解与共情。

你愿意试一下吗？

比分娩还痛的痛

听听 Ta 的故事

34 岁的姚总已经是某企业的高管了，年薪过百万。他挺过了 12 次的化疗，但是癌症仍旧转移了。肝脏、食管、前列腺……他又做了 6 次化疗，姚总现在躺在病房里，浑身灼热，疼痛，非常不舒服。时不时呼唤医生、护士去看他，医生给他配了止痛泵，没好一会儿，又开始疼痛了。那种痛就像拿了一把刀子，一刀刀刺入自己的肉体、骨头，面部的肌肉因为疼痛的难受拧在了一块儿，这样躺在病床上的日子，一躺就是一个月，他没法自己穿衣服，没法转身，自己没力气转身，一转又会很痛。

原本身高 178 厘米，体重 80 千克的姚总，现在瘦到了 45 千克。他说："我能接受我得癌症、化疗，也接受得了死亡，但是我无法接受癌痛，历史上记载的任何酷刑，我想都不如癌痛带来的痛苦强烈。"他请求医生放弃治疗，希望早点结束生命，这份痛苦他再也无力承受了。

疼痛是继体温、脉搏、呼吸、血压之后的第五大生命体征，是指机体组织损伤或潜在组织损伤引起的不愉快的感觉和情感体验，伴有痛苦的心理感受。癌症疼痛是指癌症、癌症相关性病变及抗癌治疗所致的疼痛，癌痛又称为痛中之王，从初诊为癌症，到治疗期，到终末期，癌痛是一直存在的，且晚期癌症患者的疼痛比例可高达 70%~90%，而且会越来越疼、越来越严重。疼痛是一种主观的感受，如果蚊子叮咬的疼痛为 1 级，女性分娩的疼痛为 8 级，那么癌痛可以高达 10 级，为生命不可承受之痛。癌痛分级有很多方法，其中临床上最常用的就是数字分级法，又叫疼痛数字评分法（NRS），即将癌症疼痛分为 0~10 分。请患者先评估一下自己的癌痛指数。

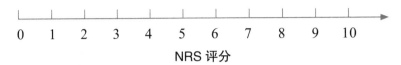

NRS 评分

0 表示无癌痛；1~3 分为轻度癌痛，即疼痛比较轻微，尚可以忍受，不影响夜间的睡眠；
4~7 分为中度癌痛，疼痛比较剧烈，不能忍受，会影响患者的日常生活和睡眠，患者夜间
可以入睡，但常常因为疼痛而痛醒；8~10 分为重度疼痛，即疼痛十分剧烈，常常难以忍受，
夜间无法入睡，必须使用镇痛药物。

根据疼痛与肿瘤及其治疗的关系，世界卫生组织将癌症患者的疼痛
分为四类。

- 肿瘤侵犯所致疼痛
- 抗肿瘤治疗所致疼痛
- 与肿瘤相关的疼痛
- 与肿瘤或其治疗无关的疼痛

多数癌症患者尤其是晚期癌症患者常合并多种类型的疼痛。肿瘤侵
犯所致的疼痛约占癌症疼痛的 80%，癌细胞直接浸润、压迫或转移可引
起严重的癌症疼痛；抗肿瘤治疗所致的疼痛占癌痛的 10%，手术、放疗
及化疗等肿瘤治疗可导致患者出现疼痛；与肿瘤相关的疼痛约占癌痛的
8%，例如癌症患者长期卧床不起、褥疮、便秘、肌肉痉挛等都可能引起
疼痛；与肿瘤或其治疗无关的疼痛指肿瘤患者因并发症等非癌症因素所
致的疼痛，约占癌症疼痛的 8%，如骨关节炎、风湿、痛风、糖尿病末梢
神经痛等。

疼痛分为急性疼痛和慢性疼痛，急性疼痛总是突然发作，发作时剧
烈，而慢性疼痛时缓时急，时有时无，总是让人无论在什么时候都感到
深深的折磨。在癌症患者中，癌痛通常表现为慢性疼痛。

但是，根据调查显示 70% 的癌症患者受到疼痛的折磨，但是
50%~80% 的患者却没有得到应有的治疗。对癌痛的有效控制，不仅可以
提高患者的预后、提升生活质量，更能维护一个人的尊严。缓解癌痛的

重要方法是药物治疗。比如口服镇痛药物、注射和栓剂等麻醉止痛药物。世界卫生组织也制定了三级止痛方案，从轻度到重度阶梯式上升。疼痛的原因不一，对症下药是基础，对药物的选择、用药方式、用药时间间隔、不良反应以及其他药物的禁忌，都需要根据医嘱行事。总之，疼痛管理的原则是口服给药、按时给药、阶梯用药以及个体化治疗。

当然，还有专业的方法可以控制疼痛，比如患者自控镇痛法以及硬膜外阻滞法越来越普及，这对手术后的疼痛十分有效。将阿片类的镇痛药物放在静脉注射带里，只需要按一下手边的按钮，药物就会进入躯体作用于传导疼痛的神经上。

此外，要区别疼痛和痛苦。疼痛多是躯体的，而痛苦则多与心灵、社会等诸多因素相关。痛苦是一种综合的感受，掺杂着你对生命的认知、对生活的感悟。患者因为疼痛导致出现痛苦的状态时，此现象与心理因素密切相关。有句话是这样描述疼痛的："你说痛苦是什么样的，它就是什么样的；你说它存在，它就存在。"因此，对于濒临死亡的癌症患者，除了要对其身体痛苦的关照，对其心灵痛苦的关照同样重要。在一定程度上控制好躯体疼痛的情况下，患者可以尝试接下来的练习。

请准备好彩色笔或者黑白笔和写生簿，在写生簿上画上自己身体的轮廓，可参考图1。

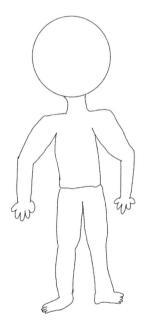

图 1　人体模型

请播放轻音乐，闭上眼睛，关注身体的感受，将注意力从脚开始，逐个上移，感受身体的每一个部位。

- 是某一个部位疼痛还是全身疼痛？

- 是间歇性疼痛还是持续性疼痛？
- 这种疼痛是什么样的？隐痛？钝痛？刀割痛？还是刺痛？

请凭第一直觉，选择符合自己感受的颜色的笔，在身体图像中填充色彩、线条和形状，请尽量自由发挥，凭直觉去勾勒与图画，可以利用自己想象的世界来完成这幅作品。

记住，这样做的目的是通过涂鸦来表达自己身体内部的感受，而并不是真实的器官的形状，也可以在身体轮廓周围随意发挥，填充空白的地方。

请在图画上用一些词语来描述自身感受。

思考：
- 为什么会在某个部位选择这个颜色？
- 为什么会在身体形状里勾勒这个线条？
- 是不是身体的某个部位的疼痛最严重？
- 这个疼痛的感觉是否有特定的形状和专属的色彩？
- 身体上还有其他的感受吗？如何描绘的？

患者可以在接下来的这段时间里，每日描绘自己身体的轮廓模板，这样不仅可以记录身体疼痛的感受，以及它们发生的变化，同时也可以了解到具体的部位以及触发因素，必要时可以分享给医生，帮助其缩小致病原因的范围。

无法缓解的疲乏

听听 Ta 的故事

张女士是一名 42 岁白领，在公司已经是部门主管，做事情也是风风火火，干劲十足，精力充沛，处于事业上升期。有次洗澡中无意发现左乳摸到了一颗东西，像一颗蚕豆。她赶紧到医院检查，确诊为乳腺癌，ER 阳性，Luminal B 型，淋巴结转移。

当她做完化疗后，恶心、呕吐、脱发、贫血、白细胞减少等不良反应一个不差地出现了。最让她受不了的是，化疗后感觉特别疲惫，人没有一点力气，整天什么都不想动，就想躺在床上，连走路都觉得累，更别提之前工作的事情。浑身不适，不想说话，情绪也变得时好时坏，想发脾气又没力气，伤春悲秋又绝望，她的女儿悄悄和爸爸说："妈妈简直像变了一个人似的。"

化疗和放疗几乎耗尽了她所有的精力，生活质量低下。好不容易化疗结束，接下来还有 25 次的放疗，内分泌治疗，因为过度疲劳，她真的想要放弃了……但是每天早上，他的家人都会给她打气，和她一起倒数，还有最后 2 次、1 次。她经常会收到来自亲朋好友发来的微信，给她鼓气，上面还有一个笑脸的表情，虽然这个表情很简单，但这是她每天唯一开心的事，也是她坚持下去的动力。

癌因性疲劳（CRF），是一种常见的癌症症状，与癌症或癌症治疗相关的一种痛苦的、持久的、主观的身体、情感和认知疲劳或疲惫，与最近的活动不成比例，并干扰正常身体功能，是一种主观感受。CRF 不同于一般的疲劳，它发生快、持续时间长，不能通过休息得到缓解，严重影响患者的生活质量。有研究显示，大概四分之三以上的放化疗患者、大部分的晚期癌症患者均会出现不同程度的疲劳现象。25%~33% 的癌症幸存者在治疗 5~10 年后存在持续性疲劳。目前由国际几家相关权威癌症中心组成的学术联盟——美国国立综合癌症网络（NCCN）每年发布各种恶性肿瘤临床实践指南，该指南已提倡将 CRF 视为体温、脉搏、呼吸、血压、疼痛后的第六个体征来看待，以引起患者及医护人员的重视。

CRF 有哪些具体表现呢？

- 全身无力或肢体沉重
- 不能集中注意力
- 缺乏激情、情绪低落、兴趣减退
- 失眠或嗜睡
- 睡眠后感到精力仍未能恢复
- 活动困难
- 存在情绪反应，悲伤、挫折感、易怒
- 不能完成原先的日常活动
- 短期记忆减退
- 疲乏症状持续数小时不能缓解

为什么会发生 CRF？首先癌症的治疗：化疗、放疗靶向药物、免疫治疗等都会引起疲乏。化疗引起的胃肠道反应，导致营养摄入不足，癌症本身也会消耗人体的营养，统计发现 40%~80% 的癌症患者都存在营养不良，从而引起身体疲乏。同时，肿瘤本身、化疗等原因会引起贫血，贫血的程度与疲乏感的严重程度成正比。此外，肿瘤患者往往很焦虑，面对各种压力，出现抑郁、失眠，这些负面心理活动无疑也会增加疲惫感。

由于疲劳是一种主观体验，患者自我报告是评估 CRF 的标准方法，也就是让患者在 0~10 分的范围内对自己的疲劳感进行评分，即使用 NRS 评分。

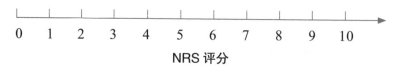

0表示无疲劳症状；1~3分为轻度疲劳；4~6分为中度疲劳；7~10分为严重疲劳。

中度及中度以上疲劳应该考虑给予干预治疗，通常需要多种治疗措施综合参与，包括药物、运动、物理治疗和社会心理干预等。

药物干预是治疗癌性疲劳的重要措施，特别是针对中重度癌性疲劳患者。治疗CRF最常用的药物是精神兴奋剂（哌醋甲酯和莫达非尼）、抗抑郁药（帕罗西汀和安非他酮）和胆碱酯酶抑制剂（多奈哌齐）。较少使用的药物包括糖皮质激素和造血生长因子。皮质类固醇已经被用于治疗CRF，并在短期内提高能量水平。另一种用于CRF的药物是造血生长因子。然而，由于较高的死亡率和血栓栓塞事件的倾向，它们不经常被使用。此外，针对肿瘤及放化疗引起的贫血、恶心、疼痛的药物治疗也有助于缓解疲乏感觉。

有研究显示，运动是一种有效控制癌因性疲劳的手段。很多癌因性疲乏患者可能因为疲惫，整日卧床，不进行任何体力活动，这样会造成恶性循环，过度的休息会让患者越睡越累、体能一直下降，那么癌因性疲劳的程度会越来越重，从而陷入一个死循环中。事实上，适度的体育活动，可以增加血液循环，增加肌肉力量，同时还可以改善食欲及睡眠等，并预防深静脉血栓及坠积性肺炎。因此，肿瘤患者，除非有特别病理性骨折或疼痛晚期胸腔积液等，还是鼓励积极进行低强度的体育锻炼，包括散步、瑜伽、太极、快走、慢跑、上下楼梯和做健身操等，运动的强度可以根据自身身体情况而定，以自我感觉略有喘息、轻微流汗为准。每周三到四次，每次30分钟足矣。

CRF患者通常表现为沮丧无助，常常会退行到童年时期的状态，希望得到他人的关注、支持与爱护，他们在情感上更脆弱敏感，需要他人的保护与支持。他们的注意力难以集中、记忆力下降，常常是躺在床上刷手机，刷了一天，问他看了什么，总是记不住，反应也变得缓慢，思维感觉到不如以前灵敏，表达的时候，总是找一个词语也很吃力。在这样的身体状况下，CRF 患者容易变得与社会疏离、被动，不喜与外界来往交流，即便去了也无法融入其中，不愿意主动做事，事情能拖则拖。渐渐地，CRF 患者容易感觉到自己没有价值，无法为他人提供自己的帮助，是一个废人，需要别人的照顾，没有尊严、没有价值，从而产生绝望的心理。

研究发现，以乐观、勇敢的态度来面对复杂的治疗过程的患者，CRF 的程度更低，生活质量更高。如果家人能够提供良好的亲密与支持，帮助患者一起应对 CRF，患者的 CRF 程度也会降低。如果部分患者具有宗教信仰，进行祷告也是一种心灵慰藉。此外，通过听音乐、阅读、享受自然、必要时小睡 1 小时来分散注意力，还可以通过改善饮食，及时补充多糖和高蛋白，能保证患者的营养供给，从而有助于提高机体免疫力，起到抗疲劳的作用。

妈妈好像变笨了

听听 Ta 的故事

我的妈妈确诊乳腺恶性肿瘤至今已经有 8 个年头了。

在与病魔抗争的这 8 年里，我亲眼见证了她从一位精神矍铄、乐观开朗的女性，到一位自理能力受限、日常生活需要人帮助的孱弱的患者。

随着手术、化疗等治疗手段的开展，她的记忆力出现了明显的下降，很多事情以前只要说一遍，她就能理解，现在好像"变笨了"，经常反复询问同一个问题，前面说过的话转身就忘记，还经常看到她在家中翻箱倒柜地找东西，实在找不到，她就会怀疑是不是别人偷去了。

慢慢地，她的反应也变慢了，平时沟通交流的时候，她总是慢半拍，问她话，也要想一会儿再回答。有几次去超市买东西，付钱的时候她不知道要怎么付钱，要么多给了，要么少给了。以前妈妈做菜手艺很好，现在她烧的菜要么盐没放，要么盐放多了。

最让我们感到担忧的是我妈最近有一次找不到回家的路。有一次医院接受完化疗后，我临时有事，就让她自己回家，就一站路的距离，没想到就这样走丢了，后来我们大家一起找了四五个小时，才在公交车站附近找到了她。

看着妈妈这样的变化，生活质量大不如前，我们不知道应该怎么办。咨询过妈妈的主治医生，医生说这可能是放化疗的不良反应，患者会出现大脑部分细胞的损伤，出现认知功能下降，产生类似"痴呆"的症状。

非中枢神经系统肿瘤（也就是发生在大脑以外部位的恶性肿瘤）患者出现的认知功能下降，临床中称为癌症相关认知障碍，主要是指非中枢神经系统肿瘤患者在化疗后出现的记忆力、注意力、执行功能和大脑加工速度损害等表现，其中，执行功能是化疗后受损最严重的认知领域。有研究表明，50%的乳腺癌患者在化疗后会出现认知功能障碍。此外，也有研究发现，除了传统的化疗外，激素治疗、靶向药物治疗、免疫治疗等治疗方式虽然提高了一些患者的生存率，但对患者的认知功能也有潜在的影响。

目前临床上较多用于初步评估认知功能的工具为简易精神状态检查量表，简称MMSE，见下表，该量表能够根据评估的结果初步判断被检者认知功能损害的程度，为临床医生提供较可靠的诊断依据。

以下量表（表10）需在专业的心理评估师指导下完成，可以用来评估当前的认知功能情况。

表10　简易精神状态检查量表

单位：分

序号	问题	正确	错误
1	今年是哪一年	1	0
2	现在是什么季节	1	0
3	现在是几月份	1	0
4	今天是几号	1	0
5	今天是星期几	1	0
6	你现在在哪个省（市）	1	0
7	你现在在哪个县（区）	1	0
8	你现在在哪个乡（镇、街道）	1	0
9	你现在在几层楼	1	0
10	这里是什么地方	1	0
11	复述：皮球	1	0

序号	问题	正确	错误
12	复述：国旗	1	0
13	复述：树木	1	0
14	计算：100-7=	1	0
15	-7=	1	0
16	-7=	1	0
17	-7=	1	0
18	-7=	1	0
19	回忆：皮球	1	0
20	回忆：国旗	1	0
21	回忆：树木	1	0
22	辨认：手表	1	0
23	辨认：铅笔	1	0
24	复述：四十四只石狮子	1	0
25	按卡片上的指令去做"请闭上你的眼睛"	1	0
26	用右手拿这张纸	1	0
27	再用双手把纸对折	1	0
28	将纸放在大腿上	1	0
29	请写出一句完整的句子	1	0
30	请按样子画图（图2）	1	0

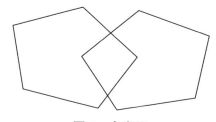

图 2 参考图

该量表测验的成绩与文化程度密切相关，根据文化程度来划分，当文盲 ≤ 17 分、小学文化程度 ≤ 20 分、初中及以上文化程度 ≤ 24 分时，就可以判断患者可能存在认知功能下降的情况，需要请专科医生进一步进行评估及干预。

认知功能下降的人群，在日常生活的方方面面均会表现出不同程度的影响。比如有些原本在工作岗位上能够胜任的人，开始出现工作时疲于应对，工作内容不能保质保量完成；有些原本能力很强的人，开始出现能力明显下降的现象；还有些认知功能下降明显的患者，甚至会出现日常生活能力受限，需要有人 24 小时照料。

除了医嘱给出的药物治疗，还可以进行适当的认知锻炼，有利于提升注意力和记忆力。患者可以尝试完成以下训练。

- 拿一样东西（相机、盒子或笔）仔细看 30 秒，然后闭上眼睛，试着把这样东西的细节描述出来，比如它的颜色、形状、大小、文字等，如果某些细节还不清楚，请再看一遍，然后再闭上眼睛再回忆；如此重复，直到能把所有的细节都记住为止。

- 玩一个 10 以内的加减乘除法游戏。两人互相给对方出题，对方要立即报出正确答案以及用手指笔画数字，要求是，手指笔画的数字与嘴上的答案不同。比如说当一个人问："3+4＝？"，另一人嘴上回答："7！"，同时手指示意 6 或者任意非 7 的数字都算正确。要求又快又准！

- "油爆虾"的游戏。两两对战，反复重复油爆虾，要求是一人说一个字。例如 A 说："油"，B 说："爆"，A 说："虾"，B 继续说："油"，A 接着说："爆"，B 说："虾"，如此重复循环，看看谁先出错。如果双方都没有出错，那么加快速度再试试！

- 在桌上摆三四件小物品，如瓶子、纸盒、钢笔、书等，对每件物品进行联想发散 2 分钟，即在 2 分钟内思考某件物品的一系列有关内容。例如思考瓶子时，想到各种各样的瓶子，想到瓶子的各种用途，想到各种各样的质地或来源等。控制自己不想别的物品。2分钟后，立即把注意力转移到第二件物品上。开始时，较难做到2分钟后的迅速转移，但如果每天练习10分钟，2周后情况就大有好转了。

- 选一幅画，盯着看10秒，然后闭上眼睛，回忆画面内容，尽量做到完整。例如画中的风景、颜色、人物、摆设等各种细节。回忆得越多越好。回忆后睁开眼睛再看一下原画，如不完整，再重新回忆一遍。

- 如果可以的话，请做一些自己力所能及的事，比如择菜、扫地、整理衣物等家务活，还可以做一些手指操、太极等锻炼。

很多有认知功能下降的人群，多多少少会被家里说"变笨了""和小孩子一样"，此时，照料者给予患者的耐心就显得尤为重要。有时候同样的话、同样的事情，可能需要反复多次地去说、去做，甚至有可能重复多次后依然没有成效，不妨就将他们当作孩子来对待，就像小时候他们给予亲人无微不至的关怀那样，多包容、多理解、多爱护。亲人的耐心，对于他们来说，就是最好的情绪稳定剂，可以让他们有足够的安全感，使得他们以更好的状态抗战疾病。

半夜的他像着了魔一样

他好几个晚上都不睡觉，一直在闹腾，我们实在熬不住了。

父亲 3 年前患有肝癌，前段时间的复查发现另一边肝出现了结节，立即入院，手术十分顺利，但术后那几晚，我爸出现了怪异的行为。半夜三更，他伸着双手在空气中似乎抓着什么，呼唤着已经过世的奶奶的名字，又是哭泣，又是喊叫，我和我姐拼命喊他，他好像不认识我们一样，一点反应也没有。有一天晚上他说他看到墙上出现了人影，还有人血，整个人显得很害怕，很躁动。有几次惶恐得哭闹起来，好像隔空跟谁在对话一样。

我和我姐都吓坏了，好端端的一个人，手术也非常成功，怎么会一下子变成这样了，那个幽默爱讲笑话、坚强睿智的老爸去哪了？

谵妄，在住院癌症患者身上比较常见，其发生率在 10%~30% 之间，而终末期癌症患者发生谵妄的概率更是高达 85%，该疾病的出现会延长患者的住院时间、长期认知功能受损以及医疗费用的增加，还会给家属和医护人员造成心理负担。

说起谵妄，医学定义叫急性脑病综合征。是在广泛性脑功能低下的基础上出现的急性脑器质性综合征，是一种以兴奋性增高为主的高级神经中枢急性活动失调状态，通常是由生理障碍导致的，例如感染、器官衰竭等，其基本症状是意识模糊、认知障碍，并伴有睡眠觉醒周期紊乱和精神运动性不安。

为什么肿瘤患者出现谵妄的频率很高呢？

首先是原发性谵妄。即脑部有癌细胞了。有不少肿瘤的患者会出现脑转移表现，比如肺癌、乳腺癌、直肠癌、前列腺癌都是会发生脑转移的。如果脑里出现了癌细胞，谵妄是比较常见的。

其次是继发性谵妄，主要是由于身体功能下降，大脑的抵抗力受到伤害出现的。正常状态下，人的大脑有很多保护代偿机制。肿瘤是一种消耗性疾病，会逐步消耗身体的免疫力。平时一些进入不了大脑的细菌、病毒趁虚而入，就会引起谵妄。比如因为肿瘤导致的免疫力下降引起的各类脑炎。

另一种是消耗性谵妄。这种跟第二种继发性有一定的交集，又有不同。前面这种可以理解成细菌、病毒进入大脑。这一种更多是全身性的功能下降之后出现的一个信号。比如癌症、进食差等引起的电解质紊乱，重度营养不良，内分泌紊乱等，而这类表现如果持续存在就会引起谵妄等。

最后一种是治疗引起的谵妄，部分药物、放疗、化疗、手术等行为会引起谵妄表现，一般是短期的。

根据国际疾病分类（ICD），谵妄需符合以下几个诊断标准。

- 意识和注意损害。注意力无法集中，意识状态从浑浊到昏迷。
- 认知功能下降。记不清最近发生的事情，说话没有逻辑性，经常断断续续，无法辨别现在是在什么地方，今天的日期等。
- 整个人很躁动，或者非常淡漠，和他沟通没有情绪上的反应。
- 睡眠紊乱，经常睡不着觉，或者半夜醒来，做噩梦等。
- 情绪不稳定，不开心、担心、恐惧、容易发脾气等。

那么，如何处理谵妄？

针对原发性的谵妄，如果能处理原发病灶，积极处理病灶；如果不能处理，可以根据谵妄的状态用一些精神类药物。

针对继发性的谵妄，最重要的是要注意患者身体的锻炼，预防感染，也可以做一些增强体质的营养调理。

针对消耗性的谵妄，相对来讲个体差异比较大，在治疗上会比较复杂。最重要的是要找到其消耗性病因，再做相应的处理。

最后一类是治疗性的谵妄，进一步细分为药源性的治疗性谵妄和放化疗的治疗性谵妄。

针对药源性谵妄，单纯药物引起的谵妄不多见，但是药物引起精神异常比较常见，由于个体差异大，往往是一过性的。家属如果发现该现象的时候，可以积极和主管医生进行沟通、交流、评估，切勿自行停药。

而放化疗引起的相关谵妄报道其实是非常少的，大部分都不是直接因素导致的，很多是高龄、基础身体状态欠佳、原发疾病较多等综合状况，在放化疗的基础上诱发出来的。所以，应积极配合医生医嘱，切勿应小失大。

作为家属，应积极关注患者的身体变化，及时寻求专业的帮助，保证患者的安全，谵妄可能会引起伤人毁物等情况发生，因此应避免锋利物品在患者可获得的环境中，需要特别防范。不要刻意地用经验判断情况，应定期门诊随访各项指标，特别是有高血压、脑萎缩等高龄患者的头颅电子计算机断层扫描（CT）或磁共振检查。

如果有条件，最好是熟悉的人照顾，因为肿瘤患者对熟人的依赖程度会比较大，他们不仅能够更好地满足患者的需要，在精神上也是一种抚慰与支持。

保证患者睡觉环境切勿太昏暗。在这类患者睡觉的时候，可以留一盏小灯，因为谵妄在黑暗的环境中特别容易被诱发。

切记让患者注重保暖，防止感染，合适的运动、保持心情愉悦，从而提升免疫力，更好地与疾病作战。

令人窒息的面罩

🎤 听听 Ta 的故事

"我没办法做 CT。看到 CT 机器慢慢下来，我感觉我整个人要窒息了……"

那天上午，李肃然按照要求进入 CT 室，躺在床上，床在移动，在即将进入这个密闭空间的那一刹那，李肃然猛然地从床上跳了下来，跑出了 CT 室，"我好像无法呼吸了，心跳加快，大汗淋漓，似乎马上就会窒息。我没办法做！"到外面，李肃然和他老婆说。这是第一次。

第二次是因为李肃然需要接受放疗，25 次照光，李肃然又再次逃走。按照常规流程，放疗的时候需要戴上面罩，用来定位，整个面罩需要将患者的头部、颈部全部包裹，"虽然面罩上有孔洞，我还是害怕得不行，我感觉我快要被闷死了，恐惧、心慌，内心十分不舒服，感觉胸口有个东西压着……每次看到那个面罩，我就感到胸闷，喘不过气来！怎么办……"

李肃然其实也知道这个东西不会使他窒息，因为有这么多的孔洞，他知道这个担心是没有必要、多余的，甚至在外人眼里看来有些矫情，但是他没办法，他的身心仿佛不受自己控制……

特定恐惧是指对一些特定的物体、情境感到恐惧，这种恐惧非常强烈，不得不回避这些令人感到恐惧的情境，或者在面临这种情境时，感到非常焦虑。他们意识到这种恐惧是过度不合理的，恐惧会导致痛苦，同时影响了正常的生活。

恐惧的出现有多种原因。比如曾经的糟糕体验，或者他人经历的体验；新闻上听到有人在电梯里因为呼吸不顺畅而猝死的，于是对坐电梯出现了恐惧；因为家人乘坐的飞机出现了意外事故后，于是对坐飞机出现了恐惧；还有对恐惧对象有偏差的认知，即认定这个事一定会发生，以偏概全等。

这种习得性的恐惧在日常生活中一次次被强化，例如，当人们走出电梯的时候，在电梯里的那份焦虑和紧张就会消除，而强化了坐电梯会窒息的感受。案例中的李肃然也是如此，他从 CT 机上跑下来，呼吸一下就顺畅了，这种顺畅的感受使得逃跑的这个行为得以强化，他躲开头颈放疗面罩的使用，整个人就平静了，这个不戴面罩的行为再次得到了强化。

为了更好地了解恐惧程度，当患者处于恐惧情境时，请记录下面的信息。

对于情境的恐惧程度，请填写以下量表（表 11），用 0~10 分来评分，0 代表没有恐惧，10 分代表患者能想象到最坏的局面时的感受，在事实那一栏描述事情发展的真实情况。

- 患者回避了这样的情景吗？
- 找到更为安全的替代方法了吗？
- 有什么感受吗？
- 到底发生了什么呢？
- 在最后一栏，再次评估患者的恐惧程度。

表 11　恐惧程度评估表

日期	恐惧的情境和自身想法	以为的恐惧程度（0~10 分）	事实	事实的恐惧程度（0~10 分）

日期	恐惧的情境和 自身想法	以为的恐惧程度 （0~10分）	事实	事实的恐惧程度 （0~10分）

接下来，请患者思考自己对特定对象恐惧的成本和收益。

- 特定恐惧是什么？
- 这样的成本是什么？
- 这样的效益是什么？
- 如果克服了这一恐惧，我能做什么？

请再来思考自己的回避行为的成本和收益。

- 回避行为是什么？
- 这样的回避行为付出的代价是什么？
- 回避带来的收益是什么？

完成练习后再来看一下摆脱恐惧需要了解哪些规则（表12）？

表12　摆脱恐惧的规则

导致恐惧的规则	摆脱恐惧的规则
如果感到害怕，就表示一定有危险	感到恐惧并不意味着这个危险是真实发生的，情绪不等于现实
危险正在迅速逼近	危险可能仅仅存在于自己的头脑中，也许它根本不存在，或者它并没有来得那么快
不能指望"可能性"，可能成为受伤的那一个	"可能性"就是现实，总有成为"那一个"的可能性，否则将无法生活
必须绝对确定，否则就是危险的	没有绝对的确定性。不确定性是普遍存在的，并不是危险的
这是灾难性的，这会要了自己的命	或许并没有灾难后果的证据，之前也有过这些想法，但事实上我们仍然活着
关注危险的话，就能保证自己的安全	应承认事实，即总会有一些"危险"的证据，但是也会有安全的证据

导致恐惧的规则	摆脱恐惧的规则
寻找到找出危险的线索	关注所有信息，而不只是危险的预兆
不能应对，特别无助	自己比想象中的更强大
不要听那些认为是安全的建议，更要相信自己	关注和重视来自他人的所有信息。毕竟恐惧并不是危险的证据，而是自身情绪的证据
必须马上逃离或回避这个情境	如果尽可能长时间地待在某一个情境下，恐惧可能会减轻，发现真的很安全
采用安全行为来忍受不适感	安全行为使恐惧情绪得以保持，要尽快地放弃安全行为
如果存活下来，那是因为那些"回避行为"在帮助自己	如果自己没事，那这与回避行为无关，而与情景是安全的这一事实有关
必须回避恐惧的事	努力去做感到恐惧的事

注：表中内容引自《抑郁和焦虑障碍的治疗计划与干预方法》第二版（The Guilford Press，2012）。

一走进医院，我就开始犯恶心

听听 Ta 的故事

得知自己患乳腺癌是1个月前的事了，由于乳腺里面的肿块比较大，医生让我在手术前做八个周期的新辅助化疗。

第一次做化疗的时候，我乖乖地躺在病床上，护士拿来了几袋药水，熟悉地操作着，印象特别深刻的是其中有一瓶护士用了避光袋遮挡着，隐约感觉液体是红色的，那次身体倒是没有什么不适，但输完液回到家后，不知是心理作用还是真的，我发现尿液也夹杂着红色。

化疗过后的两三天，各种不适感向我袭来，全身乏力、肌肉酸痛、进食无味、胃部不适。

第二次化疗，我仍旧全身乏力，肌肉酸痛，这次还出现了恶心与呕吐，头发也开始变得稀稀疏疏的，每次梳头就掉一把。第三次化疗的时候，我内心有了恐惧感，看到护士拿来了那袋红药水，我便犯起了恶心，想要呕吐，不自觉得胃在翻江倒海，立马喊来了医生，随即给我打了止吐针。

到了第五次的时候，我没办法看到护士，只要一看到护士，我就会联想到那袋红药水。

到了第七次的时候，我没办法闻到医院消毒水的味道，只要一到医院，我就开始犯恶心。

最后那几次，我在前往医院的路上，脑海中想到自己马上要到医院了，我就浑身不舒服，胃特别难受，想要恶心、呕吐的感受强烈地向我袭来……我抗拒化疗，我不想来，非常难受，恶心、呕吐、化疗、回家、恶心、呕吐，反反复复……如果不能保证癌症一定不会复发，我为什么还要接受化疗？至少现在我不想承受这份痛苦。

化疗过程中，患者会经历各种不良反应的困扰，如脱发、疲乏、味觉改变、肌肉酸痛、恶心与呕吐。化疗所致的恶心与呕吐的反应是肿瘤患者身上常见的一种不良反应，恶心指的是为以反胃和（或）急需呕吐为特征的状态，呕吐指的是为胃内容物经口吐出的一种反射动作。其分级有多种标准，临床上最常用的是 NCI–CTCAE 4.03 版标准，见表 13。

表 13　恶心和呕吐的等级

恶心的等级		呕吐的等级	
分级	症状	分级	症状
1 级	食欲下降，不伴进食习惯改变	1 级	24 小时内 1~2 次，间隔 5 分钟
2 级	经口摄食减少不伴有明显的体重下降、脱水或营养不良	2 级	24 小时内 3~5 次，间隔 5 分钟
3 级	经口摄入能量和水分不足，需要鼻饲、全肠外营养或住院	3 级	24 小时内发作次数 ≥ 6 次

根据恶心、呕吐的分级情况可以初步判断分级越高，恶心、呕吐症状越严重。常规有止呕吐药物，许多医院也陆续成立了无呕病房，对不同等级的化疗所致恶心、呕吐更是进行了分级对症处理。化疗相关的恶心与呕吐有多种类型，案例中所描述的患者在看到医院护士、闻到医院消毒水味道，甚至想到即将要到达医院就开始恶心、呕吐的反应，叫做"预期性恶心呕吐"。

这个概念在 1982 年第一次被提出。在 20 世纪 80 年代，"预期性恶心呕吐"被认为是心理问题，通常患者不愿意与医护人员谈起，所以没有得到重视。但是国内外最新文献报道，预期性恶心的发生率为8.3%~13.8%，预期性呕吐的发生率为 1.5%~2.3%。预期性恶心呕吐是化疗所致的最痛苦的不良反应之一，严重降低患者的生活质量，甚至有25%~30% 的患者不得不终止化疗。

预期性恶心呕吐的产生机制可以用经典条件反射假说来解释，因某些环境，比如护士、药水、医院，反复与导致恶心呕吐的化疗药物同时出现，患者会建立起条件反射，也就是说，在患者的脑海中，已经形成了红药水、护士、医院与化疗药物的联系，即便化疗药物还没开始注射，患者也会产生躯体及情绪反应，这种反应性预期在预期性恶心呕吐发生中所起的预测作用，甚至条件刺激，使患者发生化疗相关恶心、呕吐症状。

除了药物治疗外，预期性恶心呕吐与心理因素的相关性也意味着可以通过心理干预来帮助患者进行心理调适。

家庭支持是癌症患者社会支持中的基石，根据家属不同文化程度及个性特征进行规范、预见性的健康教育，调动家属主动参与合作的积极性，以此增强患者战胜疾病的信心。此外，还可以通过同伴支持，相互介绍成功经验，让患者从思想上树立战胜疾病的信心，尽量不过度渲染化疗期间的恶心、呕吐，帮助其稳定情绪可增加机体对化疗的耐受力，减轻不良反应。

患者可以尝试使用渐进性肌肉放松训练和正念练习的方法，引起机体生理状态的改变，使大脑皮质的唤醒水平降低、交感神经系统的兴奋性降低，中枢对药物的敏感性下降，达到缓解恶心、呕吐的作用；同时，渐进性肌肉放松训练和正念练习能通过有意识地诱导人体进入松弛状态，改善患者情绪，减轻恶心程度。

接下来做一个渐进性肌肉放松训练，通过全身主要肌肉收缩—放松的反复交替训练，使患者体验到紧张和放松的不同感觉。当患者感觉快要恶心、呕吐的时候，使用此训练进行放松，最后达到放松的目的。

在渐进性肌肉放松训练的每一个步骤中，最基本的动作如下。

- 紧张肌肉，注意这种紧张的感觉。
- 保持这种紧张感 3~5 秒，然后放松 10~15 秒。
- 最后，体验放松时肌肉的感觉。

接下来，请开始尝试这个练习。

- 深吸一口气，保持一会儿。

- 请慢慢地把气呼出来。

- 现在再做一次。

- 现在，请伸出前臂，握紧拳头，用力握紧，体验手上紧张的感觉。

- 好，请放松，尽力放松双手，体验放松后的感觉。这时可能感到沉重、轻松、温暖，这些都是放松的感觉，请体验这种感觉。

- 现在弯曲双臂，用力绷紧双臂的肌肉，保持一会儿，体验双臂肌肉紧张的感觉。

- 好，现在放松，彻底放松双臂，体验放松后的感觉。

- 紧皱额部，同时紧闭双眼，保持，再保持—放松。

- 紧闭双唇—注意口腔与下颚的紧张—放松。

- 用力向后仰起头部—注意背部、肩膀以及颈部的紧张—放松。

- 用力低头，尽量将下巴靠住胸部—注意颈部与肩膀的紧张—放松。

- 尽力将后背压向地面（或椅子的后背）绷紧—放松。

- 接下来，开始练习如何放松双脚。

- 好，紧张双脚，脚趾用力绷紧，尽力蜷曲脚趾头，保持一会儿。

- 好，放松，彻底放松双脚。

- 脚跟向前向下紧压，绷紧大腿肌肉，保持，再保持—放松。

- 脚尖用劲向上翘，脚跟向下向后紧压，绷紧小腿部肌肉，保持—放松。

- 接下来就把剩下的主要肌肉一个个进行如上方式的放松。

患者也可以通过正念训练来缓解这类不适。

请找到一个舒适的坐姿，调整自己的呼吸节奏，让其顺其自然，随着每一次的呼吸，让自己能够安静下来。如果患者愿意的话，可以做一次全身扫描，让注意力扫过的地方如有紧张不适，都慢慢放松下来。下面请患者将会引起自己恶心与呕吐的场景逐一找出，并对引起恶心、呕吐的严重程度从轻到重的顺序进行排列，例如：

1. 走进医院的门诊

2. 走进所在病房的那层楼

3. 闻到医院消毒水的味道

4. 看到护士

5. 看到药水

6. 看到病房里正在打着化疗药物的病友

……

请患者将自己的注意力放在呼吸的当下，想象一下让自己感到恶心与呕吐的最轻那个等级的场景，当恶心的感受袭来时，请暂停想象，关注此刻身体的感觉，调整自己的深呼吸，仔细观察这份恶心的感觉，是否会变得严重，还是会逐渐褪去？随着深呼吸的调整，让这份不适感慢慢褪去，直到自我感受到舒服一些为止。然后请继续想象下一个等级的场景，也如同前一个阶段一样，如果感到不适，请停止想象，观察呼吸，观察身体的感受和状态，观察自己的注意力，当患者感到舒服的时候，再往前进一步……如果还是觉得身体不适，请想象一幅让自己感觉到很舒服的场景，也许是在海边的沙滩上，享受着阳光，喝着椰汁，微风袭来，此时感到非常舒适，用这样良好的想象来抵抗那份不愉快的想象……

身体残缺的不完美

🎤 听听 Ta 的故事

在和医生进行术前谈话的时候，医生就告诉我肿块太大，不适合保乳，需要做乳房根治手术。当时的感受就像天都塌下来一般，非常绝望，这是不是意味着，以后我只有一个乳房了，我不死心，又换了一种问法："做化疗可以让肿块缩小吗？做完化疗再做手术，那样就不用全切了吧？"

医生的回答还是让我的心情跌到了低谷。寻思着："以后的生活可怎么办？我走在路上不是被人笑话吗？我还能叫女人吗？不伦不类的样子，我老公一定会嫌弃我，他会和我离婚吗？连我自己都会嫌弃我自己。"

手术结束后，我彻夜失眠，回到房间换衣服的时候，看到自己身体上再也没有立体的乳房，取而代之的是一道深深的疤痕，就想掘地三尺钻进去，我没办法接受自己那丑陋的模样，没办法接受自己残缺的身体。

我越来越自卑，不想与他人过多来往，走在路上，我都浑身不自在，总是觉得别人以异样的眼神打量着我，我也不爱和老公过多交流了，每天晚上都让他去睡隔壁房间，自己一个人的时候，眼泪总是不知不觉地顺着脸颊流下来。

体象指的是对身体结构和功能的自我感知，乳房是女性极为重要的美学和性别特征，体象问题直接影响女性的主观感受和生活质量。年龄越大人群和已婚者，体象问题越少，因为随着年龄的增长，完成结婚、生子等重要生活任务后，女性对自身形象的关注度会有所下降，而未婚或年轻女性，体象问题会成为她们关注的焦点。目前，体象和生活质量评价已成为乳腺癌患者治疗效果的重要组成部分。乳腺癌患者因为女性特征的缺失，较多存在体象障碍，会过度关注或放大自身躯体的缺陷，因此引起负面情绪，逃避社交或工作能力下降等，严重影响患者生存质量。

那么，如何识别体象障碍呢？表14可以帮助测一测患者目前体象障碍的程度。这些问题不存在正确和错误之分，请患者结合最近1周的自我感受按照实际情况实事求是地填写。

表 14　体象障碍程度量表

单位：分

序号	条目	没有	偶有	常有	几乎总有
1	感到自己体貌某部位变丑了	0	1	2	3
2	感到自身某个部位有了缺陷	0	1	2	3
3	认为体貌是人生的头等大事	0	1	2	3
4	每天都想着身上缺陷部位	0	1	2	3
5	体貌改变使人日夜难以平静	0	1	2	3
6	因体貌改变而痛苦	0	1	2	3
7	因体貌变化而失去对其他事物的兴趣	0	1	2	3
8	因体貌变化影响其社会功能	0	1	2	3
9	每天注意自身某部位的变化	0	1	2	3
10	想尽一切努力去改变体貌缺陷	0	1	2	3
11	常到整形医院希望得到矫正	0	1	2	3
12	对自身缺陷经常进行自我矫正	0	1	2	3
13	平时别人评价自己的体貌	0	1	2	3
14	很关注别人对自己体貌缺陷的议论	0	1	2	3
15	因体貌改变回避与他人交往	0	1	2	3
16	感到与别人交往使他人不舒服或讨厌	0	1	2	3

续表

序号	条目	没有	偶有	常有	几乎总有
17	因体貌改变脾气完全变了	0	1	2	3
18	因自身某部位改变而积极求治	0	1	2	3
19	感到体貌改变是人生不祥之兆	0	1	2	3
20	体貌改变使得猜疑心增强	0	1	2	3
21	最初体貌改变的诱因还在	0	1	2	3
22	体貌改变在他人劝说下可暂时缓解	0	1	2	3
23	对所接受的治疗都不满意	0	1	2	3

注：将每项结果得分相加，得到一个总分，分数区间为0~69分，以总分≥36分作为划分体象障碍有无的标准，总分越高，说明体象障碍程度越严重。

案例中的女士无法接受自身体象的不完整，出现了情绪低落、回避他人的现象，存在明显的体象障碍。

如何看待这份残缺呢？接纳自己遭遇到的不幸，接纳自身的不完美，接纳所产生的负面情绪。世上没有完美的人，与其自卑，不如去拥抱自身的不完美。海伦·凯勒是一位非凡且成功的女作家，她没有因为看不到光就把心中的那团火给熄灭。贝多芬，一个完全失聪的人，弹出一首首优美的曲子感动世界，如果生活不如自己所愿，把一切通往完美的道路关上了，那又如何？也许上帝在另外一个地方又为自己开了一扇窗。人们不应该为自身的不完美而禁锢自己追求完美的梦想。如何接纳残缺？

首先，接触当下。尽可能有意识地与此刻发生的一切建立链接和投入，有意识地与自己此时此刻的经历保持关注，而不是被自己的念头牵着走。

接着，认知解离。与自己的各种念头、想象和记忆保持距离，往后退一步来观察自己的念头，轻轻地捧着它，而不是紧抓着不放。例如，当患者脑海中冒出了这个想法："我失去了一个乳房，我就不像女人了""我老公不喜欢我了""我不敢和朋友一起聚会，她们会嘲笑我的"，让自己退后一步，仔细端详它们，告诉自己这些都是自己脑子里想象出来的念头，并非一定是事实，与其被各种非真实的念头牵着鼻子走，不如随它去，让它们来去自由。

第三步，接纳它。学会用开放的态度为各种痛苦的情感、感受、冲动和情绪腾出空间，接纳现实，接纳那些自身无法控制的事实，顺其自然，不去与它们斗争。不与自身痛苦的感受和情绪作斗争，告诉自己疾病和残缺是人生的一种经历，接纳那些自身无法控制的。并且告诉自己，随着医疗水平的进步，有很多种方法可以帮助恢复体象问题，如戴硅胶义乳、植入假体等。

第四步，以己为景。全然觉察自己，用正念疗法帮助自己接受乳房缺失的事实。并且以自我为背景的觉察来帮助自己观察自身思维和情绪的变化，促进对乳房缺失的接纳程度。

第五步，澄清自身价值。在患者内心深处，自己想要什么样的生活，想做些什么？觉得什么对于自己来说是有意义的，有价值的。澄清价值对创造有意义的生活至关重要，而非将注意力停驻在自己的身体缺陷上，自身价值可由其他更多方面来体现。

最后，为自己的承诺行动。在自我价值观的引导下采取有效的行动，提高适应社会的能力，制定计划，积极应对各种问题，增强回归社会的信心。

拒绝沟通的孩子

🎋 听听 Ta 的故事

我 14 岁的女儿确诊得了直肠癌。

半年前，经常听到她说大便出血，起初我们以为是吃得过于辛辣引起的，所以那段时间我给她调整了饮食，让她多吃蔬菜和水果，但是，情况并没有好转，渐渐地她经常说肚子痛，经常跑卫生间，总感觉想大便但是又解不出来、解不干净，这才带她去了医院。

永远无法忘记拿到检查报告时那种仿佛坠入深渊的感觉，直肠印戒细胞癌。

为了寻求治疗，我们来到了上级专科医院，女儿很快意识到了自己的病情。起初，她积极配合的态度，让医护人员都很喜欢她，她会主动告诉医护人员哪里不舒服，还会说"谢谢""辛苦了"，偶尔也会和我说说学校的那些故事。但随着一次次化疗的开展，治疗的不良反应也随之而来，脱发、呕吐、疼痛、失眠、疲乏，这些都折磨得她痛苦不堪，渐渐地那张天真烂漫的脸上再也没有了笑容。

现在，每天大部分时间她躺在病床上玩手机，偶尔发发呆，有时晚上醒来，还看到她在玩手机，问她在想什么，她什么都不说，仿佛把自己抽离出了这个世界，外面的人进不去，她也不想出来。

又到了化疗的时间，这次是倒数第二次了，这次的化疗非常关键，但这次女儿竟然说什么都不愿意来医院化疗了。问她为什么，她也不说话，我让医生直接和她说这次化疗的重要性，她索性连电话也不肯听，我试着用各种办法和她沟通交流，可都是收效甚微。她似乎在用沉默向这个世界表达自己的不满与愤懑，而我，焦头烂额却束手无策。

在遇到癌症这一重大生活事件的打击下，每个人都在学着如何去适应新的角色，自我调节过程中往往会有两种模式：一种是适应，另一种是拒绝。适应模式下的患者往往开放、保持活力与愿意接受新的事物，精神状态也因此会充满活力。

拒绝模式下的患者往往出于保护自己的目的，选择封闭自己、关上自己的心扉，与外界断开关联。他们选择压抑自己的情绪、不愿沟通、独来独往，通过自己的言行姿态，来表达自己的冷硬与拒绝，与他人拉开距离，保持一定的疏离感，敌意、痛苦、攻击都在身体内部处于循环，无法释放。背后隐藏的是孤独、懦弱、焦虑和愤怒等复杂又消极的情绪。

这样的情况下，患者应对困难、应对当下现实的能力被减弱，这就是所谓的"精神内耗"，它像是一只无形的手，拖着他走向无底的深渊，剥夺一个人的成就感、能力，产生无力感。

而面对这类患者，很多家属充满了困惑，不知道他们在想什么，也不知道该怎么与他们沟通。

作为照顾者，学会尊重和倾听是打开患者心扉的第一步。你不是患者，没有体会患者本人所受到的躯体的不适和内心的折磨，是无法真正做到感同身受的，所以急着去表达自己的内心世界，反而会引起患者的反感，如果不知道说什么，有时候默默地陪伴与倾听就能够让患者感受到温暖。

此外，对于那些不善表达的患者而言，在遇到困难的时候往往也会出现情绪调节、社会交往的困难，难以与他人建立沟通和关系。通过艺术表达的方式，不仅可以帮助他们来表达自己的内心活动，也可以帮助外面的人走进他的心灵世界。

某著名艺术家将绘画作为一种叙事的方式，通过绘画来记录自己的情感创伤与经历，从而获得力量。情感是绘画的主要来源，也是探索如何用艺术创作来表达自己的情感的起点。做一份自己的情感日志是艺术创作表达的一种方式。曾经有个癌症患者完成了这个练习，在他之后的住院化疗的阶段，他将自己的这幅作品随身带着，可以随时随地地翻阅，看着他自己的作品，他感到非常舒服，从而在一定程度上帮助他缓解了化疗的不良反应。

做一份自己的情感日志。

请先做一个放松练习。人只有在放松的时候，才能更有创造力地表达自己的情感。放松可以让人更加专注，缓解紧张的情绪，摆脱纷扰自己的思绪。

请找到一个舒服的坐姿，闭上眼睛，缓缓地吸气、呼气3次。随着下一次的吸气，感觉自己吸入了彩色的薄雾，这层薄雾有很多种颜色，感受一下，哪一种颜色让自己感觉到舒服与放松，让这个颜色启发自己的艺术灵感。当自己全神贯注地进入接下来的活动中，忘记时间、忘记地点的时候，便处于一种"心流"状态，这样的状态下会让人更加充满创造性、超越身心、沉醉其中。

- 可以挑选一本精美写生簿，并准备好杂志、剪刀、胶水、报纸、拼贴材料、彩笔等。
- 在创作前，闭上眼睛，先问自己"今天感觉心情怎么样？"让自己处于这样的情绪中沉浸一会儿。
- 将感到愉快的感官体验列出来，比如闻到的一阵花香、吃到的一块甜甜的巧克力或者遇到某件事情，只要是感到愉快、舒服的感官体验，都把它写下来。
- 请翻阅面前的拼贴材料、报纸、杂志等。找出那些令人有愉快体验的图画，根据需要剪贴在写生簿上。可以按照自己的喜好将其贴在某一个位置，使其能够连顺起来，或者将它们分门别类。

- 用彩笔或者黑白笔对其进行点缀，在写生簿上随意勾勒。写一些自我感受或者评论，描述选择这个拼贴材料的原因是什么，或者将自己的情绪表达出来。
- 给自己的作品起一个名字。
- 选择作品中的其中一幅图，让自己全神贯注地看着这张图，感受自己的感官获得了什么样的体验。
- 写上日期。
- 在第 2 天继续做另一幅作品，随时添加自己想要的内容。

通过艺术的方式来表达情感没有对错之分，患者的作品是独一无二、非常珍贵的，无人可以对此进行指责。如果他已经记录了一段时间，可以回顾自己的作品，看看它们在颜色、标题、形状或者内容上是否具有相似性？或者是否具有连续性？有没有一种情绪是经常出现的？

特别是作品中的色彩，是否有倾向性的颜色？这个颜色是否能够表达患者当时真实的内心情感。可以尝试对自己使用的色彩进行思考。

- 作品中使用最多的颜色是哪一种？
- 作品中是否有避开使用的颜色？
- 如何在作品中用色彩表达情感？
- 某些颜色对自己来说是否有特定的意义？
- 某些颜色是否会让自己联想起特定的事件？
- 是否会因为某些场合穿特定颜色的衣服？

下面这个表格中描述的是颜色背后相关的意义，见表 15。患者可以参考看看作品中的颜色是否在表达这些意思。如果不是，那么这个颜色是在表达其他什么思想吗？

表 15 颜色背后表达的意义

颜色	联想
红色	血液、温暖、愤怒、热情、喜庆、心脏、结婚、过年、大富大贵、吉祥、厄运、危机、恐惧
黑色	深沉、神秘、能量、稳重、恐怖、惊吓、死亡、丧失、仇怨、冷漠
黄色/金色	权势、贵族、金银财宝、明亮、光明、希望、智慧、温暖、阳光
白色	纯洁、无暇、单纯、干净、整洁、灵性、童真、高贵、善良、美好、直接、无知、幼稚
蓝色	忧郁、深沉、宽阔、静心、大海、天空、稳重、自由、悲伤、浩瀚、宽广
绿色	生命、希望、春意盎然、朝气蓬勃、大自然、高昂、有生命力、融合、包容、成长、背叛
紫色	高贵、魔法、童真、鲜明、偏执、神秘
灰色	悲伤、模棱两可、抑郁、雨天、潮湿、寒冷

难以启齿的夫妻间那点事

🎧 听听 Ta 的故事

李姐得了乳腺癌后，再也没有照过镜子，因为她不敢。

看到自己残缺的身体，她萌生一股深深的羞愧感。老公还陪在身边，但已经有 3 年没有同房了。

不知道有意还是无意，自从得了病，李姐每天都会早早地回房休息。老公进来的时候，她都已经进入了梦乡。就这样，他们一直避免夫妻间的那些事，也避开关于那方面的讨论。他们还没有孩子，说来也巧，查出乳腺癌的那一年，刚好是备孕的那一年。所以，李姐心中一直心存亏欠，特别是看到老公在抖音上刷到那些咿咿呀呀学语的孩子时，她的内心就一阵酸楚，觉得自己愧对老公，到现在还没给他生个可爱的孩子。

后来，李姐又得了宫颈癌，这次手术后还进行了化疗、内分泌治疗，这样一来，她更是完全没有那方面的想法了。反而还多了份担心，担心性生活会引起宫颈癌的复发、加重病情。

夫妻之间的那点事成为了两个人心中的一个疙瘩，她也不知道怎么和老公谈论这方面的事。

通常情况下，像患有肺癌、食管癌、乳腺癌、胃癌、肠癌的患者，若处于手术治疗或放疗、化疗期，体力下降，情绪低落，患者的性趣下降，此时建议适当控制性生活；若处于恢复期的癌症患者，如体力逐渐恢复，存在性生活的需求，且进行性生活后患者无疲倦、乏力等症状，可适当进行正常性生活。

但是，患有性象征部位的肿瘤患者会出现夫妻生活受到困阻等问题，例如乳腺癌、卵巢癌、前列腺癌、阴囊癌、宫颈癌的这类患者在治疗期间应该暂时禁止性生活，等治疗结束身体完全恢复以后，征求医生的建议再开始性生活。切除卵巢肿瘤并不会丧失性能力，虽然卵巢是女性分泌性激素的重要器官，但是一侧卵巢的切除绝不会影响性特征和性功能，即便双侧卵巢都被切除，肾上腺皮质也可以代替部分性激素。同样，子宫的缺失也一样不会影响性欲、性功能的唤起，失去子宫仍然可以出现满意的性高潮。研究表明，宫颈癌患者出院后3个月复查没有问题，就可以和其配偶恢复性生活。但是，通常这类患者在性生活中会出现性交痛、性生活次数和持续时间减少以及性交困难等问题，更有一部分患者回避性生活。当配偶有性要求时，往往遭到患者拒绝，患者可能会更加关注自己的病情而忽视家人的需求。在这个敏感的话题上，夫妻双方很难敞开心扉去交流，因此会出现内疚、自责、焦虑、抑郁等情绪，而配偶在性生活方面得不到满足，亦有不同程度的焦虑、抑郁等负面情绪反应。

及时的沟通很重要。通过沟通，释放困扰自己内心许久的压力。在和对方的讨论中，寻找到新的相处模式。有些癌症患者家庭，从新的模式下的性生活中得到满足，例如抚摸等。但是如果双方都压抑，无力去捅破这层纱，这无疑带来双方感情上的疏离和相处上的误解，最终不利于彼此的身心健康和关系的维持。

事实上，根据国际癌症研究中心调查显示，肿瘤患者适当的性生活不仅不会给身体带来坏处，反而能够提升患者的情绪，获得良好的夫妻关系，坚定治疗疾病的信心，加强面对生活与未来的勇气。研究发现，有性生活的患者癌症复发率比没有性生活的癌症患者复发率要低。癌症患者良好的性生活不止是生理、心理健康的恢复，还可以帮助恢复患者的免疫功能。

有些人存在这类认知误区：性生活是传播癌症的方式。这是不对的，癌症不是传染类的疾病，发生癌变的细胞都是体细胞，体表的接触不会传染，肿瘤不会通过性生活传播。

最后，癌症患者应提升自尊心与自信心。如果失去了头发，可以选择自己喜欢的假发发型、头巾款式；如果失去了乳房，可以戴乳房假体。生活拿走了一些什么，也许在另一边就会给予一些补偿，如果一直将注意力集中在自己的"失去"，将不会感到快乐，只有痛苦。所以，患者应换一个角度去看看，自己已经拥有了什么，或许可以给自己带来更大的自信心。

患者可以尝试每日书写感激日记，带着一双心存感激的眼睛来发现和寻找生活中充满积极的人与事，为自己注入积极的情绪，使人感到世界仍然有一份希望，从而能更加灵活地应对压力事件。

- 准备一本精美的本子，给它做一些装饰，取一个名字。
- 请在每天下班后，记录下今天要感激的人，也许是自己，也许是遇到的一个陌生人。
- 请记录下今天要感激的 5 件事。也许是今日的阳光，也许是给陌生人的指路，也许是他人给自己的一个微笑。
- 记录下为什么这些事要感激，触动到了自己的哪些情绪。
- 请与身边亲密的人分享。

癌症复发的恐惧

👂 听听 Ta 的故事

治疗结束后，我按医生嘱咐定期复查，但是每次临近复查的日子，我的头痛症就犯了。肿瘤指标会不会高起来？B 超检查会不会发现新的结节？会不会在其他地方有转移？会不会有这？会不会有那……我无时无刻不在担心癌症的复发。医生让我半年来检查一次就行。这怎么行？肿瘤长得很快，所以我两三个月就会跑一次医院，每次都是去两家三甲医院做检查，生怕没检查到位。那天，我自己莫名其妙地咳嗽几下，我又担心害怕得不得了，随即第二天就请假去了医院做检查。还有一次，我弯了下腰，肺部就隐隐作痛，马上去医院检查又是好的……

365 天过去了，8760 小时过去了，525600 分钟过去了，对于我来说，每一分钟都很可贵，但也很煎熬。一旦身体不舒服我就胡思乱想，整夜无法入眠，去检查又是好的，妻子和女儿都说我太敏感了，我自己也很煎熬。

随着癌症患者生存率的提高，癌症患者对疾病复发的恐惧和担忧的心理问题越来越受到人们的重视。有研究指出，全世界有 33%~96% 的癌症患者报告自己害怕癌症复发或恶化，其中重度恐惧心理的患者比重可达 87%。癌症复发恐惧（FCR）是个体对于特殊生活事件的应激反应，既不同于传统的心理功能失调，如焦虑、抑郁等，也不同于精神疾病意义上的恐惧症。它特指癌症患者对癌症在原发部位的复发、进展或发生转移的恐惧。它有两种表现形式：患有可能暂时治愈的癌症的幸存者害怕复发，或者是患有晚期癌症的幸存者害怕疾病的进展。部分患者甚至在确诊很长一段时间后仍生活在高度恐惧中。FCR 是最常见的社会心理后遗症。

FCR 的发生与其年龄、教育水平、婚姻状况、经济水平、有无子女等因素密切相关。良好的社会关系，比如婚姻状态越好，多子女提供的心理支持越多，癌症复发恐惧的可能性就越小。文化水平越高，对疾病的客观知识了解得越多，那么癌症复发的恐惧就会减少等。那些本身带有焦虑、抑郁情绪，有过创伤后应激障碍的、神经质以及消极心态的幸存者，其 FCR 水平就越高。

FCR 达到一定程度后的患者往往持久性的高度关注、高度担心、对身体症状保持警惕，继而对治疗、恢复以及日常生活造成的负面影响，更有甚者出现了"逛医行为"，也就是经常反复前往不同医院进行各大检查，以期望消除自己得病的内心恐惧，此外，还有可能增加患者的社交回避和自杀行为。

因此，有效评估癌症患者 FCR 非常重要，癌症患者恐惧疾病进展简化量表（汉化版）可以帮助测量恐癌复发的程度。表 16 共 12 个条目，采用 Likert 5 级评分法，请选择符合患者实际情况的选项。

表 16　癌症患者恐惧疾病进展简化量表

单位：分

序号	条目	非常同意	比较同意	不确定	不太同意	非常不同意
1	想到疾病可能进展，就变得焦虑	5	4	3	2	1
2	在医生预约或定期检查前会感到紧张	5	4	3	2	1
3	害怕此病引起的疼痛	5	4	3	2	1
4	因疾病降低工作效率的想法而感到烦恼	5	4	3	2	1
5	每当焦虑时会有一些身体不适，如心跳加快、胃痛、紧张等	5	4	3	2	1
6	担心疾病可能会传染给孩子	5	4	3	2	1
7	日常生活可能不得不依靠陌生人而焦虑	5	4	3	2	1

续表

序号	条目	非常同意	比较同意	不确定	不太同意	非常不同意
8	担心某些时候因病不能再继续自己的爱好、嗜好	5	4	3	2	1
9	担心疾病过程中会有一些重大的治疗	5	4	3	2	1
10	担心药物会损害自己的身体	5	4	3	2	1
11	担心如果发生什么事情，家庭会怎么样	5	4	3	2	1
12	因病可能无法工作的想法而感到烦恼	5	4	3	2	1

注：请将各项所得分数相加，总分最低12分，最高60分，分数越高表示患者对于疾病进展的恐惧程度越高。

低水平的FCR是一种正常的、暂时性的情绪反应，能够帮助患者警惕疾病复发，鼓励患者采取能够促进自己身心健康的行为。但同时需要保持警惕的是，低水平的FCR幸存者，如果遇到外部触发因素的刺激，也会产生焦虑和恐惧。

中重度水平的FCR幸存者，可能会因为过度紧张而产生许多没有意义的行为，比如过度使用医疗卫生服务，在无触发因素存在的情况下，过分关注身体症状变化，过度警觉、检查和寻求安慰，并且无法控制这种想法，会让自己处于一种高度警觉性的状态，对自己的身心都会带来极大的负担，过度的"逛医行为"也会带来不必要的时间、精力的浪费。

研究发现，有超过一半的幸存者在经历着中高度水平的FCR，严重影响着幸存者的生活质量和治疗效果，降低其治疗依从性，以及增加无意义的医疗消费，给家庭其他成员也带来精神和经济上的负担。

案例中的患者存在明显的复发恐惧心理。研究表明，个体对疾病进展较高的恐惧与焦虑会导致个体表现出更严重的侵入性想法及回避行为。

因此患者真正害怕复发的原因是：不是病症的呈现，而是思维上的敏感，又加上心里害怕暗示的作用，所以才会担心是不是复发了。而面对这种症状的反弹，可能是压力，又可能是打击或者伤害，很多人不会化解，没有寻求及时专业的心理疏导，且又过于封闭自己，而变得雪上加霜，犹如又回到了从前的样子。

那患者应该如何来打破它呢？首先要学会与自己的恐惧想法拉开距离。当遇到刺激事件的时候，思维的敏感可能会不受控地涌现出来，此时患者心里一定要告诫、暗示自己："不要怕，这只不过是思维的敏感罢了，又是自己的一个念头而已，这并不是真实的，等一下说不定就过去了。"

学会与它相处，它便不再可怕。接纳复发恐惧情绪，才会降低复发恐惧敏感度，从而改善个体心理状态，促进身体康复和回归社会。

此外，患者可以通过转移注意力的方式缓解当下的焦虑。比如努力去过自己想要的生活，让自己的生活充实起来，这个过程是非常美好的，因为变强大的人和忙碌起来的人，没有时间恐惧。比如尝试与自己有共同经历的病友多交流，尝试制定生活计划，完成自己的生活目标。

当然患者也可以选择学会"克服恐惧"。克服恐惧需要在专业心理治疗师的指导下进行，它是基于元认知理论的、有手册指导的、短程的个体心理治疗过程，治疗师通过对患者设定生活目标、注意力训练、解离的正念练习、挑战不良的元认知和行为契约等干预技术，从更专业的角度帮助癌症生存者减轻对转移复发的恐惧。通过系统地分析复发的实际风险来缓解患者恐惧的情绪，下面这个练习有助于患者对最坏的情况做出判断，分析不同结果的可能性和应对策略，把复发的恐惧感降到合理的水平。

当患者处于复发恐惧中时，可以尝试逐一回答以下问题来缓解对复发的恐惧。

1. 描述所谓的复发的情况。

2. 如何看待"复发的情境"给自己带来的恐惧而焦虑的事?

3. 用 1~10 分为自己的复发恐惧强度进行评级,1 分为最低,10 分为最强,所得分数有多少?

4. 请查阅真实数据或咨询医生,用百分比表示疾病复发的概率。

5. 假设真的复发了,最糟糕的结果是什么?

6. 可能的应对想法有哪些?

7. 可能的应对策略有哪些?

8. 如果把这些应对的策略都用上,结果会是如何?

9. 请重新用 1~10 分来为自己的复发恐惧强度进行评级,1 分为最低,10 分为最强,现在的分数所得多少?

10. 目前有哪些证据可以支持癌症复发并不会发生?

11. 请重新用 1~10 分来为自己的复发恐惧强度进行评级,1 分为最低,10 分为最强,现在所得分数为多少?

12. 请重新用百分比表示自己所惧怕的复发的概率。

癌症复发意难平

听听 Ta 的故事

林娇长得很漂亮，喜欢穿一身红色的衣服，是个话剧演员，她也在最好的年纪嫁了一个有钱的老公。自从她被诊断为乳腺癌后，她再也没去过剧院了，她不想让自己"残败不堪"的样貌展现在同事面前。

她非常配合医生治疗，医生说做什么检查，她就第一时间去做，医生说吃什么药，再贵的她也吃，按时、准点、定期去复查。她还去看了老中医，吃了中医给的偏方，调理身体的体质。

闺蜜听说她有了这个病，也一直帮她寻医问药，有一天，闺蜜兴冲冲地来告诉她："朋友推荐说有一个神医，他那儿有一种植物的根茎，听说这个特别灵，上次我老公单位的同事也得了癌症，他就是去找这个神医看的，现在 5 年过去了，那人身体状态很好，也没有复发，你要不要去试试？"

她听完后二话不说，就前往神医那儿看病，吃了神医给的配方。就这样，这三年，只要有一丁点治愈疾病的机会，她都不放过，抱着"宁可信其有、不可信其无"的态度去生活，她满怀信心地与疾病对战着。

但是，第三年的时候，癌症还是复发了。

林娇完全没办法接受。得知信息的时候，她整个人崩溃了，抽泣着，非常沮丧。那一刻，她整个人完全变了，她变得很消极、很被动，有一种放弃自己的感觉。医生说的话也不听了，老公说的话也不听了，不爱说话，就这样自己一个人静静地待着。

　　最新的研究发现，癌细胞会使用"油门"和"刹车"来控制癌症患者的生存周期，从而在复杂的人体中生存下来。当患者接受治疗的时期，癌细胞并不能被完全清除，有些狡猾的癌细胞会跑到比较隐匿的位置，躲藏起来，只有当外界有压力激素产生时，它们就会被唤醒，癌症复发。而压力成为了唤醒癌细胞的罪魁祸首。研究结果显示，压力激素能够引起多形核白细胞（PMN）迅速释放 S100A8/A9 蛋白，而 S100A8/A9 激活髓过氧化酶又经历一系列修饰反应，进而引起休眠癌细胞的再复活。这个研究结果告诉癌症患者，让自己快乐起来，摒弃压力的状态，有助于防癌、抗癌。

　　但是，如果癌症还是复发了，丧失、担忧、失望、艰难是每个人都会遇到的情绪，如果患者强行对抗，只会更加深陷其中。有句话说，痛苦是生活的常态。当人们认为事情不该如此发生，这就好像拿着自己的头猛力撞墙，因为事实已经无法改变。

　　苦难 ＝ 痛苦 × 对抗

　　当心中产生对抗情绪的时候，患者便会感到不开心、烦躁、难过、有怨气、担忧、反复思虑、抱怨等。这些都是患者试图表达对当下体验不满的方式，但结果就是当他们对抗的时候，就会更加陷入其中，在负面的情绪中无法挣脱。

　　唯一能改变的就是他们对事件的心态。而接纳发生的事情，这种态度叫不对抗。接纳意味着，虽然这件与患者心愿相悖的事情发生了，但自己仍然要接纳它，并放下心中那份怨念与不满。

　　"我想从这种对抗的痛苦中解脱出来。"如果患者有这种想法，那么他仍然在和这份痛苦进行对抗。真正的接纳指的是，患者承认癌症复发的事实，并且完全地接纳它，接纳癌症复发带来的痛苦与不适，与这份痛苦平和相处，接受它的存在，然后用更加温暖和包容的状态关怀自己、善待自己。

　　当癌症复发时，如果患者像案例中的林娇一样，处于这种对抗的苦难中，请试着完成以下练习。

1.请静下心来，体会自己的呼吸、情绪与感受，再次回顾当时听到癌症复发的信息时，自己出现了哪些情绪？身体发生了哪些反应？

2.当出现了这些反应后，这个事情有改变吗？自己又有什么新的感受？

3.试着放下对抗的情绪，比如愤怒、抱怨等，或者试着减少一些这类情绪，再次体会自己身体内的情绪和感受，又有什么不同？

4.这份对抗的情绪是否给自己带来了什么益处？是否在帮助自己回避更多难以面对的情绪？

5.现在，请尝试承认癌症复发的事实，接纳癌症复发给自己带来的痛苦，例如这样的消息对于每一个人来说都是很难接受的，都会很崩溃的。"这不是你的错""你已经尽力了"，随着呼吸，在心中默念出想要接受的话语，此时内心的状态是否会好一些？

6.现在，请给自己一个拥抱，或者将手心搓热，抚摸自己的胸口，说一些勉励自己的话语。如果这件事发生在自己最好的朋友身上，你会对他说什么话呢？请将这句话讲给自己听。

向死而生的焦虑

👤 听听 Ta 的故事

当我知道我得癌症的时候，我已经从手术台上下来了。

我的妻儿一直瞒着我，说我只是肠子里长了息肉，手术也很成功。没想到准备出院之际，家人拉着我的手，说要告诉我一个不好的消息，让我做好心理准备。

是的，我得了癌症，结直肠癌，中晚期，听到"癌"这个字眼的那一刻，我的眼泪止不住地掉了下来。

听说村子里的老李去年查出来是肺癌，今年年初就走了，隔壁村的老张，前年得了胰腺癌，16 天就已经离开了，这些真实发生在身边的故事让我瞬间觉得我可能命不久矣。

一个月前全家人还给我过了 70 大寿，儿子女儿孙子孙女都回来了，用红色气球布置的家，这样其乐融融画面的温度还在，完全没有想过自己会有这一天。

我去找了主治医生："你就直接告诉我吧，我这病还能活多久？"过了几天，我又换了个问法："像我这样情况的人，他们一般能活多久？他们一般多久会复发？"我又在网上搜索了很多关于结直肠癌的资料，有的病友说 5 年，有的说 2 年……

我知道生命在倒计时，死亡离我不远了。每每想到这里，我内心就堵得慌，有时候感觉喘不过气来，有时候眼泪止不住往下掉。家人总是劝我，说我只是中期，生存期限还有很长，还给我举了例子，但我内心深处仍旧没办法接受这个疾病，死亡离我很近很近……

死亡是每个人生命的终点，无论是否愿意，人们都无法逃避。因此，面对死亡，是每个人一生的必修课。

有一个故事是这样说的，一个年轻貌美的女人，十月怀胎生下的儿子，没到3岁就因病过世了，这个女人很伤心，抱着儿子的遗体，到处去寻找能够起死回生的神药。一日复一日，直到有一天，她遇到了释迦牟尼，佛祖告诉她有一种办法可以帮助她，让她去村里找一户从来没有死过人的家里要一粒芥末的种子，这颗种子可以帮助她。于是，这个女人挨家挨户地去问："你家有死过人吗？"当然，她失望而归，因为她找不到任何一家没有死过人。一圈转下来，她反应过来：死亡是每户人家都会发生的事，生命有生必有死，没有东西会永生。

以往的文化对"死亡"两个字讳莫如深，但是现在人们开始逐渐谈论死亡，最开始在西方国家，人们开始举办死亡咖啡馆，在咖啡馆里探讨死亡，像谈论平常往事一样自然，有些人甚至穿着"我是器官捐献者"的T恤，以备自己发生不测时，器官可以第一时间捐送他人。

这种老是把"死亡"挂在嘴边的情况又或是担心自己能活多久的情况在癌症患者中并不少见，这是个沉重的话题，从得知癌症的那一刻起，似乎每个人都会开始担心害怕自己的生存期限。对死亡产生恐惧、纠结、不解、不安、无法接受等复杂的情绪，会产生一些冒冷汗、胸闷、呼吸急促等身体反应，这被称之为死亡焦虑。哲学家伊壁鸠鲁认为，正是因为这份死亡焦虑，让人们无法体会生命的快乐与自由，造成人生痛苦的源泉。

那么如何识别死亡焦虑呢？下面的表17可以帮助测一测患者目前死亡焦虑的程度。

表 17 死亡焦虑程度量表

单位：分

序号	条目	非常同意	比较同意	不确定	不太同意	非常不同意
1	非常害怕死亡	5	4	3	2	1
2	很少想到死亡	1	2	3	4	5
3	别人谈论死亡时自己不会感到紧张	1	2	3	4	5
4	想到自己要接受手术治疗会害怕	5	4	3	2	1
5	一点也不害怕死亡	1	2	3	4	5
6	不是很害怕患癌症	1	2	3	4	5
7	从来不会因想到死亡而烦恼	1	2	3	4	5
8	常常为时间过得飞快而痛苦	5	4	3	2	1
9	害怕痛苦地死去	5	4	3	2	1
10	关于死亡的话题令自己非常困扰	5	4	3	2	1
11	很害怕心脏病发作	5	4	3	2	1
12	经常会想生命如此短暂	5	4	3	2	1
13	当听到人们谈论世界末日时，会吓得发抖	5	4	3	2	1
14	看到遗体会毛骨悚然	5	4	3	2	1
15	对于未来没有什么可恐惧的	1	2	3	4	5

注：将各项所对应的分数相加，如超过 35 分，表示存在高死亡焦虑。分数越高，死亡焦虑越明显。

案例中的老伯存在明显的死亡焦虑。然而当人们焦虑死亡的时候，他们到底在害怕什么呢？面临死亡，人们恐惧失去生活中获得的一切：亲友、名利、社会地位，当人们感受到即便自己的离开，这个地球照样会转，内心就会出现一种挫败感、失控感。

如何摆脱这份恐惧？死亡是孤独的，它使癌症患者和其他人、整个世界分离，家人对自己的不理解以及存在的孤独都会加重了对死亡的恐惧与焦虑，因此与他人产生良好的联结将有助于缓解孤独感，比如与自己同病相怜的病友多交流，参加一些同质性的团体心理治疗，通过将自己内心世界的痛苦打开，与自己类似的人群产生共鸣，也可以通过其他积极的、正面的力量带动自己，以此摆脱对死亡的恐惧。

此外，通过宗教信仰带给人们永生的希望，自我实现获得死而无憾的圆满人生。信徒在面对死亡时是无所畏惧的，因为他们知道他们即将升入天堂或以其他方式得以永生，所以他们面对死亡时，更为坦然、无畏。但是仅靠传说和幻想对于大部分人来说仍旧是行不通的。学会泰然处事，更为理性地看待死亡，癌症患者心里会感到舒服很多，比如试着保持清醒去觉察、体会这份焦虑和恐惧，看着照片里年轻时候的自己，或者是看到几个月前一起办生日派对的场景的照片，让那份难过、心酸的感觉表达出来，去细细品味这是什么样的感受，对这份感受保持觉知。通过将自己的思想与知识传递给自己所爱的人，即便死亡，也可以让自己的生命得到一份延续。

除了与世界分离的恐惧，还有一部分患者更恐惧的是对这种分离的不确定性，也就是对未来的无掌控感，就像案例中的老伯，他们更害怕的是不知道哪天晚上睡过去就醒不过来了，又或者是不知道哪天自己癌症复发了却无能为力。为了更接近死亡、更加有掌控感地去对待死亡这件事，清华大学附属北京清华长庚医院疼痛科主任医师陆桂军教授曾经为自己办了一场葬礼，亲自体验了入殓师清洗的过程，他邀请了五湖四海的亲朋好友来参加自己的追悼会，哀乐与灵堂的布置，追悼词的诵读，围着躺在棺材中的自己，鞠躬、献花，仿佛他真的往生一般，他的家人哭了，朋友哭了，他以这样直面死亡的方式来接近死亡，力求从对无法控制的死亡临到前获得一些控制感。

接下来，请让癌症患者做一个死亡准备计划，以便他们在面对死亡时不再慌张，以更加准备充分的方式"向死而生"。

请患者找到一个安静又安全的场所，深吸一口气，缓缓地吐出来。

重复 3 次。

请患者阅读以下问题，将自己的答案逐一记录下来。

1. 假如那一天来了，请想象一下，是在上午还是下午，大约是几点？

2. 天气是怎么样的？在什么季节？

3. 请想象一下，是在哪个场所？哪座城市？

4. 周边又有些什么？有哪些花草树木？又或是动物？又或是家具布置？

5. 你希望有哪些人陪在你的身边？他们分别是谁呢？

6. 你希望和他们说些什么呢？

7. 你希望和他们做哪些肢体上的接触吗？

8. 你希望离开后，他们做些什么呢？

9. 你希望他们以什么样的方式欢送你离开这个世界呢？

10. 你希望举办追悼会吗？在哪里？

11. 你希望谁来参加你的追悼会？

12. 你希望追悼词该怎么说呢？

13. 你希望以什么样的方式埋葬？火葬？水葬？还是其他什么方式呢？

14. 你希望大家在葬礼上穿什么色系的衣服？

15. 你希望大家在葬礼上能聊些什么呢？

16. 你希望如何处置你的遗产呢？

17. 你希望家人在应对遗产这件事上以什么方式来处理呢？

18. 你希望他们接下来的生活是怎样的？以及你希望他们以什么样的方式怀念你？

与癌细胞作战——自我暗示的力量

🎙 听听 Ta 的故事

平平是一名留守儿童，今年16岁，刚刚上了高一，安静内敛，话不多，每天放学回来就待在房间里不肯出来，做作业、玩手机。在学校里也没什么朋友。

大便出血，肚子也时不时地隐隐作痛，这样的情况平平选择一个人默默忍耐。直到有一天，他在上体育课的时候，痛到站不起来，被送到学校医务室，平平的爸妈才知道平平的身体出现了问题。送到医院进行一系列检查后，发现是结直肠癌中晚期，淋巴结已经转移。

这两三年的时间里，因为高昂的治疗费用，家里打工得来的积蓄都用完了。爸爸妈妈到处想法办筹钱看病。无意中知道这事的平平感到非常愧疚，认为自己连累了家人，如果不是因为自己，父母可能已经在农村重新造房子了，如果不是因为自己，一家人都能够开开心心地生活。再加上放化疗的不良反应，平平头发也没了，整个人看上去非常疲乏与憔悴，他非常抗拒治疗。现在家里都过着"不正常"的日子，每天在医院里照顾他到处奔波寻医问诊，身体也不见好转，不知道这样的日子什么时候是个尽头。他常常说的一句话就是："我感觉这个病治不好，我不想要治疗，我想要放弃……"

平平的妈妈抹着眼泪说："也难怪他有这样的心情，我能理解他，别说他了，我有时候想想也真的很累，每天这样的日子，什么时候是个尽头。"

有一句话说，所有的疾病均源自于内心世界。如果内心世界不做出反应，身体是不会生病的。这句话虽然过于极端，但是也反映出一个道理，也就是内心暗示的力量对于疾病的发生与治愈都有非常强大的作用。案例中的平平悲观、消极，常常告诉自己的身体："这个疾病好不了了，出现了想要放弃治疗的念头"。这对疾病的治疗和康复都是十分不利的。

心理暗示指的是人接受自己与他人的愿望、观念、情绪、判断、态度影响的心理特点。它是人或者环境以非常自然的方式向个体发出信息，个体无意识中接受到这样的信息，从而出现相应的反应。它的机制是，一种被主观意愿肯定的预设，不一定是真实的，但由于内心主观上这样的认为，心理上和行为上也会随之而产生反应。

英国作家索利恩所著的小说《新鲜空气》是这样描述的："有一个旅游达人如果无法呼吸到新鲜空气，就会窒息。有一年他去芬兰旅游，那年的冬天出奇的寒冷，酒店的窗户关得严严实实，无法随意被打开。尽管屋内温度适宜，但是呼吸不到新鲜空气的他烦躁难耐，坐立不安，难以入睡，于是黑暗中他拿起一只皮鞋用力地朝着窗户狠狠丢了过去，以期望能获得一丝的空气，当他听到了鞋子丢过去的刹那玻璃出现了裂缝的声音，他感受到一阵新鲜空气扑鼻而来，这才缓缓进入了梦乡……第二天早上醒来，他发现，原来窗户的玻璃没有破碎，砸中的是墙上的一面镜子。"

这个故事讲述的就是心理暗示的作用。在这个男人认知里，没有新鲜空气就等于无法呼吸，他想象出来的窗户裂缝，想象出来的一阵新鲜空气，就能解救他。

还有一个关于中国秀才的故事，是这样说的："有一个秀才考试前两天做了三个梦。第一个梦：自己在墙上种白菜；第二个梦：下雨天，他戴着斗笠还打伞；第三个梦：是和心爱的表妹背靠背躺在一起。秀才随即去找人解梦，解梦先生听完秀才的三个梦后，叹气道：'你还是回家去吧，这次考试没希望。你想想，墙上种白菜不就是白费劲吗？戴斗笠打雨伞不是多此一举吗？跟自己心爱的表妹躺在一起，但是背靠背，不就是没戏吗？'秀才一听，非常失望，随即垂头丧气地回到旅店收拾行李准备回家。旅店老板很奇怪，问他：'怎么还没考试就回家了呢？'秀才把事情的原委告知了他。老板哈哈大笑说：'我也给人解梦，我对这三个梦有不同的解读，你这次一定要留下来考试，一定能考中！你想想，墙上种白菜，不就是意指你高（种）中吗？戴斗笠打伞不就是在说你有备无患吗？和表妹背对背睡觉不就是在说你翻身就能得到你想要的吗？'秀才听完这番解说，非常开心又很兴奋，安心准备明日赴考，没想到这次真的高中了，还中了个探花。"

上面的故事告诉人们，心理暗示会带来极大的影响，人的潜意识总是会不断听取暗示的内容，从而控制身体功能与情绪感受。

著名的瑞士炼金专家和内科医生菲利普斯·帕拉斯尔萨斯曾说："不管你所信的是真的还是假的，你会获得同样的效果。"如果患者相信这个稻草能治病，或者相信生吃癞蛤蟆能治病，那么患者都会得到同样的结果，因为他们相信的这些说法对患者的潜意识起到了暗示作用，从而驱使患者的身体得到恢复。

有一个小男孩，平时最喜欢看天马行空的故事，但不幸的是他在最美好的童年得了癌症，他的父母非常焦虑和痛苦，他不忍心看到父母这么痛苦，于是就想了一个办法，他开始创造自己的想象世界，在这个想象世界里，他的身体内部有很多正能量的细胞，是一个英勇的战士，前往一线沙场，逐一打败癌细胞这个敌人，他甚至想象了非常细节化的场面，如何布局，如何分工合作，如何再产再造这些正能量的细胞，如何养精蓄锐……在这个想象世界里，自己的身体日渐康复，父母随即感到非常轻松、开心。半个月过去了，他再次前往医院检查的时候，竟然发现肿瘤奇迹般地变小了，就和他想象世界里的一样。他的身体变得越来越好。小男孩在自己的想象世界里不亦乐乎。在接下来的这一年多时间里，小男孩时不时地都会沉浸在自己的想象世界里，想象自己的正能量细胞与癌细胞抗战的过程，没想到，一年后的检查，癌细胞竟然都消失了。

自我暗示的力量在无形中触及到了人体的大脑和小脑中间的系统，也就是人体的一种控制系统，这个系统接收到小男孩的这种意识，分泌出大量能够吞噬癌细胞的一种能量，或是一种细胞，经过它不断的努力，将癌细胞全部杀死。

这个事件告诉人们良好的心理暗示会给患者带来意想不到的效果，神奇的暗示力量，会让患者成为命运的主人，不断地向自己传达积极的自我暗示，患者就会从中获得能量，进而去获得自己想要的东西。同样，如果患者一直在告诉自己这个疾病好不了，没得救了，现实也很有可能与自己想象发生的一样。

接下来，患者可以尝试像文中的小男孩一样，构建自己的正能量军队与体内的癌细胞作战。

　　请患者找到一个舒适的姿势，播放一些轻音乐，调整深呼吸。下面请用注意力来关注呼吸时气流的出入，患者只需简单地去感受，随着每一次吸气，胸腔、腹腔轻轻地隆起。随着每一次呼气，胸腔、腹腔轻轻地下落。让呼吸自然地发生，感受气流的吸入和气流的呼出，不必去控制或改变呼吸。只需要感觉这一进一出、一起一落，允许呼吸按它自己的节律发生，允许头脑安住于此刻，觉察呼吸时身体的运动。如果发现哪些地方有紧张或者不适，尝试一下放松或者放开。

　　现在请患者在脑海里想象一座大山的形象，也许是熟悉的、曾经爬过的一座山，或者是自己脑海中构建出来的。请花一点时间来想象一下这座山的特点，这是一个独立的山峰，还是山峦起伏？山顶是否有冰川笼罩？或是有积雪覆盖？山腰是葱葱绿绿？还是遍地花开？这是一座孕育着生机、活力还是庄严的大山。患者的身体就是这座大山。这座山里有很多癌细胞敌人，葡匐在身体的某些角落，他们随时准备侵袭自己的整个身体，占据整座山头。

　　患者也来到这座山脚，身体的某个部位，开始组建自己的优良军队，准备驻扎营地，在这里生产源源不断的优良细胞，专门与癌细胞对战。他开始训练自己的队伍，让它们整齐划一，教会他们该有的战术，他感觉到这支队伍精神焕发，充满着力量，而且还很年轻。这个军队训练有素、随时待命。

　　随即患者开始将军队兵分三路，开始寻觅那些藏在身体某个角落的癌细胞，准备开始作战，他感受到那些敌人的恶意，但是他也没再害怕，因为他有精良的武器在手，还有很多优良的细胞听从他的指挥……

　　当他看到有一个癌细胞冒出了头，他随即派出了第一军团上前作战，第一军团士气昂然，冲锋在前，随即第二军团出发，他们拥有更为精良的武器，抄包敌人的军队。这些癌细胞突然惊慌失措，毫无准备，被打了一个措手不及，患者大喊一声："一个都不能放过"，随即大开杀戒，将癌细胞全部杀无赦，即便它们有些已经缴械投降……

患者的第一次作战赢得了好成绩，回到阵营，他大力表扬了战场上冲锋陷阵的优良细胞，给予它们丰厚的奖励，让它们得到犒劳与修养，随即他也再次发表演说，鼓舞士气：

"只要我们坚持下去，勇气与智慧并存，这些癌细胞终将全部被我们攻下，在这座山头，我们才可以共享盛世繁华，我们可以心安理得地呼吸最新鲜的空气，我们可以去山那头享受温泉，我们可以无所忌惮地闻着花香，冬天大雪纷飞时，我们可以畅意滑雪，没有担心，只有快乐！"

接着，患者开始准备第二场战争，这是在山的另一边，路途虽然遥远，但是准备也很充足，带上了足够的补给能量的食物、武器，第二站，必胜！

就这样，患者逐一攻克了身体上每一个存在癌细胞的角落，但是你一点都感觉不到累，反而觉得更有精神，自己的身体前所未有的干净！心情特别舒畅！

请患者用心体会这一切，让这些感受与自己的感受互相融合。

就这样。和患者山峦式的身躯一起坐在这里。接受着大山给予的无私馈赠。意识到自己已拥有健康、快乐、美好与安稳。

现在让患者把身体与大山逐渐分离，再度环顾大山。与大山说暂时的再见。看着大山慢慢地消失。随着下一次的深呼吸，患者把注意力再次带回到身体中。注意听一听此刻周边的声音，感受身体与椅子所接触的感觉，轻轻活动手指或脚趾，转动一下手腕、脚腕。当患者准备好的时候，可以慢慢睁开眼睛，让周边的世界再次温柔地回归眼帘。

我成为了家人的负担和累赘

🎤 听听 Ta 的故事

拿到报告的时候，我感到眼前发黑，眼泪"哗"地一下流了下来。我被诊断为结直肠癌，而且癌细胞已经扩散。

我们去了省城最大的医院接受治疗，我一个农村老太婆啥都不懂，一出门没人带就晕乎乎了。医院流程复杂，所以每次去化疗，儿子和儿媳总会安排一个人陪着我。又要到化疗的时间，那天晚上我听见他们在争吵，原来两个人第二天单位都有事请不让请假，为了到底让谁带我去医院而争吵。后面的话我没继续听，疾病像阴云一样笼罩在我的心上，我怨恨自己，恨自己拖累了他们，心里满是歉意与自责。

本来家里都是我做饭、洗衣服、接送孩子，自从得了这个病，儿子、儿媳怕我累着，请了个阿姨，什么都不让我做，这样一来，我是个累赘的想法在我脑里挥之不去，越来越没有安全感，这个家，没有我是不是更好一点？

做完检查，医生说，部分肿瘤已经小了。虽然颇为庆幸，但我问到费用的时候，儿子不告诉我。偷偷问了其他患者的治疗费用，几十万，这个数字加重了我心头的阴霾。我不敢看我的家人，我的治疗要花费这么多，以后孙女读书怎么办？儿媳妇还准备要二胎！家里的条件还可以，但还是经不起肿瘤治疗的费用折腾，普通的放化疗还行，靶向药一用上，都是自费的，大几十万就这样没了。我给自己定了一个限额，100万，在我身上最多只能花100万，不能超过这个数，其他的钱还要留给儿子和孙女以后用。

出了医院，人很多，汽车轰鸣，我感到脚步沉重，陷入了沉思……

当一个人隶属于群体之中，就会产生"存在感"的需要，当一个人感觉到自己在他人眼中不存在的时候，就会产生痛苦。

美国心理学家卡伦·霍妮说过，一个人最基本的焦虑就是存在感的缺失。很多癌症患者都会持有生病无用论的思维模式，生病之后，因为治疗疾病对家庭产生的经济负担和精神压力，内心感到不安与恐惧，担心自己会成为整个家族的累赘，被家族遗弃，变得没有安全感。因此，当家属不经意间流出的烦躁时，对患者来说，都会产生内心致命的创伤。著名心理学家弗洛伊德的死就与他养的一只狗有关。自从弗洛伊德得了口腔癌后，由于癌变导致的组织坏死，弗洛伊德的嘴巴散发出一股恶臭，之前这只形影不离的宠物狗在他疾病加重后，连他的房间也不敢踏入半步。这份"连狗都嫌弃"的创伤，让他丧失了最后的求生希望。

当患者产生自己不再隶属于这个家庭，被这个家庭所嫌弃的感受，丧失归属感，也没有了身份与安全感的来源时，他们的生活重心放在寻找"安全感"这个目标上，为了获得安全，他的真实想法、意愿、需要就会被压抑，这样的自我分割会让患者变得懦弱，增加了恐惧，充满了压抑与无助。

当患者也正处于这份彷徨犹豫中时，不妨试试以下建议。

坦诚相待。当人们有心事，有所隐瞒的时候，会造成一些关系的退化和疏离，案例中的患者担心成为家人累赘，但是她没有及时地表达，而是选择一个人胡思乱想，这样的方式会造成家庭成员之间的误解，破坏家人之间的亲密。

放弃改变他人的想法。当对方的行为没有符合我们的想法，回到当下，与自己内心相处，感受这份担心"被人遗弃""成为他人累赘"的恐惧。只有当患者放下改变他人的想法、接纳他人的行为时，他才能获得精神上的自由。

当然，如果患者感到自己的界限受到侵犯，没有受到应得的尊重的时候，也需要勇敢地为自己出声，及时表达自己的需要与权利。当案例中的患者听到儿子儿媳关于谁带她去医院的事争吵时，可以跟家人积极主动地沟通，表达自己只是患者但不是废人，获知儿子和儿媳的困难，一家人想办法一起克服，而非一个人默默隐忍。

在新的角色中找到自己的价值。任何一个家庭都不是一帆风顺的，就算不是疾病，也会经历各种麻烦的事情。生病给家庭增加了很多困难，但是家庭成员的责任与角色在这种变故后开始发生了变化。原来患者是家庭经济的顶梁柱，当患者罹患疾病后，这个角色可能由患者的儿子来担当，原来是家中照顾他人的角色，当患者罹患疾病后，现在要适应被他人照顾的角色。原来不怎么关心家庭琐事的成员，因为家人罹患疾病，开始回归家庭，平时乱花钱的习惯也改了，开始学会记账等。患者也在新的角色中找到自己的价值，家属也找到属于他们的新角色。曾经有一位乳腺癌患者，是一位女强人，在工作和家庭大大小小事务上都非常强势，导致自己的老公和孩子都很害怕她，每天老公吃完饭就出去和朋友打牌，女儿逃去了美国，享受一个人自由独立的生活，而当她生病后，孩子立马从美国回来了，老公也承担起了照顾她的责任，三口之家重新找回了家庭的温度，她在患者的角色中完成着家庭中的新任务。这些都是这场疾病带来的积极的变化。

患者的表现成为全家人的榜样。有句话说，人生来就是受苦受难的，每一难都是一种修行，受完苦难最终归宿才是天堂。如果得癌症是一种苦难，今天患者面对苦难的表现，是给整个家庭面对苦难时的一个姿态。自己笑着面对，勇敢接受，甚至跨过去，就是给家庭成员树立一个积极的榜样，而家庭成员团结一心对待这个困难，也是家族成员的使命，在苦难中彼此关爱，从而形成一个良性的循环。

尽量做一些力所能及的事。对于这类害怕丧失家庭归属感的患者，最大的突破口是生病之后还能为家庭做什么。比如有力气为大家准备一桌饭菜的，请继续这么做。如果有能力为家里打扫卫生，或者接送小孩，或者负责家里的花草树木，请继续这么做，这些都是患者为家庭出的一份力。甚至照顾好自己的身体，也是在为这个家庭做出贡献。

下面这些话，也许可以帮到患者，请大声地念出来：

"亲爱的我自己：

事实上，不止我一个人面对这种情况。

我什么都没做错，生癌症这个事更不是我的错，因此我不必有内疚感和自责的情绪。

我是家庭中的一员，一直以来我为家庭付出了这么多。儿子、女儿都是我一手拉扯大的，现在到了他们独立的时候，也该尽孝了，我不需要感到愧疚。

生儿防老，这句话是千古哲言，不会出错。

永远不要独自一人胡思乱想，那样只会产生无能感、信心的缺失和自卑。我不能默默地承受这份痛苦，我应该说出我的想法，不说出来，误会怎么会解决呢？

我不需要对自己要求太高，不能太自负，在生病的时候，求助他人并不是我无能的表现，每个人都有需要他人帮助的时候，家人帮助我一起走出困境，这不丢脸。

我不怀疑我自己，这种怀疑会让我处于一种非常脆弱的状态。去医院看病是一个正常的现象，年纪大了需要家人陪伴是一个正常的现象，我无需为此自责。

他们在帮助我看病的时候也能从中获得自己的价值，也在这个过程中学会独立与独当一面，这对于他们来说，也是一件好事。

我允许他们偶尔出现情绪问题，每个人都有自己的糟心事，也许是来自工作、也许是来自家庭，不耐烦的心情也是一个正常的现象，我应该理解、包容，但不是胡思乱想。

我们是相亲相爱的一家人，无论谁生病，都不会成为彼此的负担，相反，我会变得更爱他，更关心他，想必他们也一样。"

丧失干净的尊严感

🎤 听听 Ta 的故事

我走进病房的时候，34 岁的朱先生躺在床上，瘦骨如柴的他静静地闭着眼睛，似乎已经处于一种垂死的状态。我和他打了招呼，他疲弱的身躯用力地挤出了一点力气吐出了几个字，他的声音微乎其微……

陪在他身边的是他的妻子，妻子说，本想在家里度过最后这段时光，但是他先生不愿意，他不希望自己的无助、无力、无能在最心爱的人面前展现，他会觉得无比羞愧。别说是大小便，现在即便翻个身，都需要妻子的帮助。妻子没觉得什么，但是朱先生无法接受，他原来是家里的顶梁柱，一家之主，现在角色颠覆，连日常生活起居都需要他人照顾，他最不能接受的就是这一点。

在他生病的这段时间，他的尊严一点点丧失。对社会、家庭没有价值就罢了，现在他感觉自己就是个累赘，他没办法自己吃东西、没办法自己穿衣服、没法自己大小便。每次有亲朋好友或以往的同事来看望他，他都非常抗拒，他不想在这些人面前表现自己无能与脆弱，但是现在他连拒绝的力气都没有，浑身灼热疼痛让他一直光着身子，翻身都成了困难。他时不时会发出感叹：我想早点死，这种没有尊严的日子，我受够了……

当癌症患者进入到临终阶段，他们会产生一种被他人遗弃的假想和恐惧，比如担心自己给他人造成太大的负担，自己的需要是不是给他人造成了很大的麻烦，看病配药这些事是否会令人厌恶、遭人烦？功能独立性的丧失甚至会让人格都会发生改变，自我连续性亦会受损。比如当患者开始不再去工作，开始戴上住院患者手腕带，穿上病号服，身体上出现肿块、疼痛，躯体被裸露在医护人员面前，医疗过程中的检查，比如肛门检查、B超检查等，患者身体上的隐私也会被侵犯得荡然无存，患者开始对自我产生怀疑："我还是那个我吗？我到底是谁？我将会发生什么？患者逐渐感受到对生活的失去控制，并且尊严丧失。"

尊严对于每个人来说十分宝贵。如果一个人丧失了尊严，那么他会开始疑惑存活的意义，寻求尽早死亡。失去尊严是期望尽早死亡最常见的原因，占比57%。案例中的朱先生因为疾病，不仅剥夺了体面和衣服，更加剥夺了自尊与自我，发出了"想早点死"的感叹。

尊严分为内在部分和外在部分。内在部分的尊严指的是与躯体和精神相关的因素。躯体方面指的是与疾病相关的因素，比如说因疾病导致的自主能力的丧失。精神方面涉及自我的连续性、自我角色维护的中断；尊严的外在部分指的是他人和社会环境给这个人带来的感受，比如自己是否感觉到自己是他人的负担，社会支持感如何，他人是否按照自己期望的方式对待自己。

患者可以尝试来评估一下自己的尊严感，见表18，请根据最近的情况，选择符合相应的选项。

表18　患者自我尊严感评估表

单位：分

	序号	条目	从没有困难	有点困难	有困难	困难较大	不可战胜的困难
心理状况	1	感觉不再是以前的自己	1	2	3	4	5
	2	感觉失去对一些事情的控制	1	2	3	4	5
	3	不能接受某些事实	1	2	3	4	5
	4	感觉自己的外貌已经改变	1	2	3	4	5
	5	感觉生活不再有意义或目标	1	2	3	4	5
症状困扰	6	不能条理清楚地进行思考	1	2	3	4	5
	7	躯体有疼痛症状	1	2	3	4	5

续表

	序号	条目	从没有困难	有点困难	有困难	困难较大	不可战胜的困难
症状困扰	8	感觉抑郁	1	2	3	4	5
	9	感觉焦虑	1	2	3	4	5
	10	有不确定感	1	2	3	4	5
精神安宁	11	对未来失去信心	1	2	3	4	5
	12	感觉对他人没有重要贡献	1	2	3	4	5
	13	没有价值感	1	2	3	4	5
	14	精神状况不佳	1	2	3	4	5
	15	感觉事业未完成	1	2	3	4	5
依赖性	16	不能完成日常活动	1	2	3	4	5
	17	不能执行身体功能	1	2	3	4	5
	18	感觉隐私受到缩减	1	2	3	4	5
	19	不能够继续与病魔作斗争	1	2	3	4	5
	20	不能够继续正常的日程	1	2	3	4	5
	21	感觉自己是他人的负担	1	2	3	4	5
	22	不能够扮演一些重要的角色	1	2	3	4	5
社会支持	23	感觉自己不再得到朋友或家人的支持	1	2	3	4	5
	24	没有得到卫生保健人员的支持	1	2	3	4	5
	25	没有得到他人的尊重	1	2	3	4	5

注：将各条目所得分数相加，总分为25~125分，得分越高，说明尊严感越低。

如果患者正处于这样的状态，请尝试回答以下问题，或许能帮助他重新找回自己的尊严。建议在专业的心理治疗师指导下完成。

1. 请回顾你的人生经历，尤其是你印象最深刻或你认为最重要的部分。你觉得自己什么时候最有活力？

2. 有哪些关于你比较特别的事情需要家人知道？有什么特别的事情希望他们记住？

3. 你这一生中承担的最重要的角色是什么？例如家庭、职业或社会角色？为什么这些角色是最重要的？在这些角色中，你实现了什么？

4. 你最重要的成就是什么？你觉得最骄傲的、最引以为豪的是什么？

5. 有什么特别的事情需要对你所爱的人述说？或是有什么事情想借此机会再说一遍？

6. 你对所爱之人的希望和梦想是什么？

7. 你有哪些人生经验想要传达给别人吗？有什么建议和忠告想告诉自己的子女、配偶、父母或者其他关心自己的人吗？

8. 你对家人有什么重要的话或者教导的话需要说的吗？

作为家属，能做些什么？

首先，应该做到"到场"。"到场"这个词汇指的是，要与患者在同一个空间内，即便不说什么，这样的行为本身也会提供支持，让患者知道家属对他的关心、爱、支持与承诺等。通过到场的方式让患者理解无论他变成什么样，都不会被抛弃，与患者保持密切的心灵上的沟通，让患者感受到他是值得被关心、被爱护的。

此外，应该尊重并保护患者的隐私。比如生活无法自理，需要他人帮助擦洗、大小便等。家属此时应该更加留意患者的情绪，尽量避免其隐私在照护过程中受到侵犯。当患者的子女或其他人从原本的角色转换为照护者的角色时，患者的隐私在受到侵犯的同时，其家庭秩序和伦理关系也会受到影响。这个时候，关注患者的情绪变化，必要时选择护工也是保护伦理不受侵犯的方式。

关于生命意义的反思

👤 听听 Ta 的故事

我是一名 37 岁的晚期肾癌患者，身体在一次又一次的化疗下，每况愈下，头发没了，身体倦怠，全身内脏器官好像要掉下来一样，非常沉重，无法站立。

一直以来，我都非常努力，在学校的时候我认真学习，考上了重点大学医学系，是他人口中所谓的"别人家的孩子"。工作之后，我一直尽心为患者看病，对每个患者我都尽心尽力，都是认真尽责耐心地对待，做好科研，以一年发一篇 SCI 的标准要求自己。

因为疾病，我的体力和精力也不能支持我再回到原来的工作岗位，现在的状态是连话也不想说，腰板都挺不直。

我常常思考这么多年的认真学习，5 年的本科，3 年的硕士，执业医师考试、规培医师考试，发的文章，认真看过的病，升的职称，这些年的奋斗对于现在的我而言意义在哪里？如果人终有一死，死后所有的一切都带不走，那么活着到底为了什么？

如果早晚都是死，而现在我已不能为社会、为家庭做出什么贡献，那么除了要承受癌症痛苦，活着还有什么意义？

有大量的文献表明，进展期癌症患者对存在的意义、灵性的关注非常迫切。"生命毫无意义"始终是多数临终癌症患者面临的困扰。癌症诊断作为一件重大负性生活事件对患者产生心理打击，再加上长时间治疗带来的身体或者心理上的痛苦，外表的改变、功能的丧失，失去家庭和社会功能的孤独与隔离，又或者是害怕死亡，他们常常会发出生命的感叹："人活着的意义是什么呢？""我为什么要活着？""我活着还有什么意义?"很多人甚至希望早点结束自己的生命。有一项对癌症患者的需求进行调查显示,有40%的患者需要找到生活的意义。另一项日本的调查研究发现,有37%的患者认为心理的痛苦是因为感到活着缺乏意义,还有37%的患者是因为感到没有希望。无意义感会引起自杀意念的产生、自杀率的升高,因此关注肿瘤患者的生命无意义感十分迫切。

那么,生命的意义到底是什么?无论哪一个人,都无法给出统一的答案,每个人都有自己独特的使命,这个使命无法被他人所替代,因此生命意义在不同的人、不同的时间都是不一样的。因为每个人生命的任务都是独一无二的,生命中遇到的每一个磨难都是对自己生命意义发出的挑战,期待自己去解决问题,对待生命,扛起自己的责任,拥有自己的目标,相信生命就是一份馈赠,在自己最有活力时刻的感受,与存在相连接,无论过去辉煌与惨败,当自己再回顾它们的时候,会发现生活带给自己深刻与肯定的感受,这就是对生命意义最好的解答。

心理学家弗兰克尔认为死亡是每个人的一生中需要面对的三重悲剧之一。个体有追求意义和秩序的需要,但受到虚无和孤独的必然性的挑战,随时都可能置身随机的无序世界。于是人发展出一种有意义感作为存在的重要任务,以适应生存和社会。即便是在生命的最后一刻,人们始终都有创造和体验生命意义的需求和能力。弗兰克尔认为从出生到死亡,人生始终存在意义,随着境遇的变迁,每个人生命的意义也会发生变化,但不会消失,如果有人觉得人生没有意义,并不是因为它消失,而是他与生命意义的联结被中断了。在他勇敢接受痛苦任务的挑战时,他的生命在那一刻就出现了意义。

他认为人生的意义有四种来源。首先,意义来自于历史的传承,来自于当下的馈赠,也来自于对未来的期望。每个人的故事、家庭的故事都是生命的一种馈赠,将自己拥有的传递于他人,便是历史的意义。其次,意义来自于生命遭遇困难悲剧之时,面对生活的态度,或是对自由的态度,面对困难处境时候,通过自己态度的抉择来寻求成就的自由,弗兰克尔强调，每个人都有权利去选择面对生活的磨难时的态度，以及通过这份磨难获得个人的成功。第三，人生的意义也来自于爱、艺术和幽默，通过眼睛、耳朵、鼻子、嘴巴等感官来体验这个世界，例如去死火山欣赏日出、去咖啡馆品尝蓝山和撸狗、去牧场骑马等。第四个来源是参与生活的收获，比如事业成就、艺术作品、实施善行，并因此获得成就感、自豪感。

曾经有一位宫颈癌患者，她经历了 19 次放疗照光，但在她的言行举止中，仍然精神抖擞、神情益然，她积极面对抗癌的过程，从来没有畏惧。经了解，她是一名在政府鼓励下下海经商的老师，创业第一年就获得了成功，在创业的过程中，面临过许多困难：资金周转困难、遇到强盗打劫……20 世纪 90 年代时，交通运输没有像现在这么发达，她一个女人克服一个又一个困难，这让她增强了自信心，她觉得生活特别有意义。她还准备照光结束后，继续投入工作，将自己的女儿培养为接班人。说到这里，她面带笑容，完全看不出是一个照了 19 次放疗光的癌症患者。

意义疗法是着眼于人类存在的意义以及对这种意义的追求，被称为"心理疗法的第三维也纳学派"。意义中心疗法是一种适用于晚期癌症患者的心理治疗方法，帮助患者应对因为疾病导致的意义、价值和目标的缺失，重塑生命意义感，使得癌症患者意识到自己的责任，决定为什么负责、对谁负责。其主要观点为努力发现生命的意义正是人活着最主要的动力。当患者觉得自己与疾病斗争的行为具有实际意义时，那么他完全可以承受治疗过程中的所有磨难与痛苦。

接下来，患者可以尝试以下练习。

1. 请列举生活中一件特别有意义、特别令人骄傲的事情，这个事情令人印象深刻，也是感到最有活力的时刻，将其细节描绘出来。

2. 请整理完细节后，向所爱之人讲述这个故事，特别突出自己觉得令人自豪的地方，当所爱之人给予肯定的时候，请注意自己当下的感受。

3. 回顾被诊断为癌症之前的情形，"我是谁？"

4. 回顾一下，自从得了癌症之后自己的生活，"我是谁？"

5. 思考癌症对自己产生了哪些影响？癌症如何影响了那些有意义的事？

6. 思考在这段时间里，你收获了什么益处？你的生活在哪些方面因此而发生了积极的变化？

7. 以下是一些经历过癌症后一些关于意义的解说，思考你是否也有这份感悟与经历呢？

确诊的意义。每个人的人生都是自己创造的，疾病也不例外。疾病让患者重新反省过去的生命，让生活方式、思想、意识、情绪做出一些改变和转化，更多地了解自己、关爱自己。癌症正在提醒患者，不必总是过于考虑别人，而忽略、压抑乃至无视自己内心的呼声；癌症的这段经历获得了内心的成长，看到了自己的勇气、坚强、果敢与韧性，在面临癌症这个重大疾病时，原来自己是那么强大。

痛苦的意义。恶心和呕吐是癌症化疗过程中最常见的不良反应，也是引起患者恐惧甚至拒绝治疗的常见原因。恶心、呕吐也是妊娠反应和醉酒常见的症状。喝酒是朋友交流、社会交际的一种方式，醉酒时人不会感觉痛苦，也就不会戒酒；女人怀孕恶心、呕吐也不会感觉痛苦，那是因为她知道自己在孕育生命，都是有意义的。痛苦是想法形成感受而导致的结果。只有当患者认识到治疗是有意义的时候，他才能忍受痛苦，比如手术是去除对身体无益而有害的东西，因此是有意义的；化疗是治疗癌症的主要方法之一，是拯救生命的有效方法，为自己的生命受苦也是有意义的。通过赋予痛苦以新的解释，来获得承受痛苦后的意义。

那么，请患者思考癌症给予自己的意义是什么？

需要谨防的自杀危机

🎙 听听 Ta 的故事

我妈是一位肺癌晚期的患者，这次是第 N 次住院。

那天早上，在病房的走廊尽头，我和老婆大吵了一架，老婆把送来的饭菜放下后就怒气冲冲地离开了，留下我一个人待在原地。这次还是费用的问题，整个疗程下来，可能我们的生活费都成了困难，我们商量着把房卖了，老婆不同意。我也很为难，一边是生我养我最爱的老妈，一边是我的妻儿……那天不巧，吵架的这一幕被我妈看到了。

那天之后，我经常听到她说："我不想治疗了，你能确保这个化疗药物打下去以后就不会复发吗？既然不能保证，那打不打化疗又有什么区别呢？打化疗反而让我感到全身更不舒服，就让它复发吧，这样的生活我觉得没意思，我不想成为你们的负担。"

我经常对她进行开导，但是，她仍旧少不了唉声叹气，她的话也越来越少，吃东西也吃得少了，整个人好像变了一个样。

回家后没几天，她就在我们去上班的时候，选择了结束自己的生命。幸运的是，被邻居发现，及时送到医院，救了回来。但是，从她的话语中可以看出，她对生活已经彻底失去了希望，不停地对旁边的人说，根本不应该救她，反正这身体也好不了，后面只有痛苦和折磨，早点死了才能解脱，不想连累儿女。

近年来，肿瘤的发病率逐年增加，据世界卫生组织（WHO）统计，截止到2020年，全球新病例数从2000年的1000万人已增加至1500万人，这些患者深受疾病折磨，身心承受巨大压力，部分患者难以应对，产生心理障碍，甚至发生自杀行为，给家庭带来沉重打击。研究表明，肿瘤患者是自杀的高危人群，其自杀率比一般人群高 1.5~12 倍，且近年来其自杀死亡率呈现出增高趋势。调查显示 80% 完成自杀的人，都会在自杀前给身边人的清晰的警告，其中有 1/3 自杀完成的人，在此之前有过至少一次的自杀尝试。

如果身边的患者符合下面 4~5 个因素，提示具有高自杀风险，应提高警惕，必要时直接就诊，以防意外的发生。

事件迹象

- 近期被诊断为癌症，内心无法接受
- 癌痛难忍、疲乏难耐
- 中重度抑郁、失眠病史
- 身边没有或很少有亲朋好友的支持

情绪迹象

- 淡漠，没有情绪反应
- 失去对生活的热情
- 焦虑、抑郁、悲伤
- 内疚与自责
- 为一点小事大动肝火
- 感觉自己成为他人的负担与累赘
- 绝望感、痛苦感明显
- 愤怒、攻击、孤独、内疚、敌意和悲伤的情感表达

认知迹象

- 多次表达压力太大，人生痛苦
- 多次表达生活没意思
- 讨论遗体捐赠的事宜

- 直接表达"我想死""我不想活了"
- 在日记中或书信中表达"一切都将要结束"
- 写了遗书
- 讨论死亡以及死亡的理由
- 表达没人能够帮助自己，感到无助、无力

行为迹象

- 开始准备自杀工具：绳索、药物等
- 曾经有过自杀的行为
- 缺乏归属感、独居
- 制订自杀计划周密而详细
- 避开与人交流，喜欢一个人沉默
- 有一些冒险性的行为
- 向人道谢、道别、道歉
- 整理自己的东西，赠送物品予他人
- 亲友有自杀行为
- 有药物、酒精滥用史

下面这些题目描述了一些有关对生命和死亡的想法（表19）。根据患者近1周的情况，选择相应的答案。

表19 患者对生命和死亡想法程度表

序号	条目	选项		
1	希望活下去的程度如何	中等到强烈	弱	没有活着的欲望
2	希望死去的程度如何	没有死去的欲望	弱	中等到强烈
3	要活下去的理由胜过要死去的理由吗	要活下去胜过要死去	二者相当	要死去胜过要活下来

序号	条目	选项			
4	主动尝试自杀的愿望程度如何	没有		弱	中等到强烈
5	希望外力结束自己的生命，即"被动自杀愿望"的程度如何（如希望一直睡下去、不再醒来、意外地死去等）	没有		弱	中等到强烈
6	这种自杀想法持续存在多长时间	短暂、一闪即逝	较长时间	持续或几乎持续的	近1周无自杀想法
7	自杀想法出现的频率如何	极少、偶尔	有时	经常	近1周无
8	对自杀是什么态度	排斥	矛盾或无所谓	接受	
9	觉得自己控制自杀想法、不把它变成行动的能力如何	能控制	不知能否控制	不能控制	
10	如果出现自杀想法、某些顾虑（如估计家人、死亡不可逆转等）在多大程度上会阻止你自杀	能阻止自杀	能减少自杀的危险	无顾虑或无印象	
11	每当想自杀时，主要是为了什么	寻求关注、报复	逃避、减轻痛苦、解决问题	前两种情况均有	近1周无自杀想法
12	想过结束自己生命的方法了吗	没想过	想过，但没制定计划	制定出详细具体的计划	
13	把自杀想法落实的条件或机会如何	没有现成的方法、没有机会	需要时间或精力准备自杀工具	有现成的方法和机会或与预定将来的方法和机会	近1周无自杀想法

续表

序号	条目	选项		
14	相信自己有能力并且有勇气去自杀吗	没有勇气、太软弱、害怕	不确信自己有无能力和勇气	确信自己有能力、有勇气
15	确实会预定某一时间去尝试自杀吗	不会	不确定	会
16	自杀的准备行动完成得怎样	没有准备	部分完成	全部完成
17	已经着手写自杀遗言了吗	没有考虑	仅仅考虑开始但未写完	写完了
18	是否因为预定要结束自己的生命而抓紧处理一些事情？如买保险或准备遗嘱	没有	考虑过做了一些安排	有肯定的计划和安排
19	是否让人知道自己的自杀想法	坦率、主动说出自己的想法	不主动说出	隐瞒和欺骗	近1周无自杀想法

注：当量表的选项为3个，从左到右对应得分分别为1分、2分、3分，得分越高，求死愿望越强烈。请先完成前5题，如果第4题和第5题的选项都是没有，那么停止答卷。如果第4、5题任意选项为"弱"或"中等到强烈"，那么就认定为有自杀意念，需要继续完成后面的14道题目。第6、7、11、13和19题如果选择近1周无自杀想法，则得分为0，将第6~19题的得分相加，减9分，所得数÷33×100，得分在0~100分间，分数越高，自杀危险性越大。自杀意念的强度根据第1~5题所得。

　　一个人想要自杀的主要原因是需要逃避或者缓解无法控制的情绪和想法。肿瘤患者常常担心自己成为他人累赘与负担、丧失尊严感、丧失对生活的掌控感，从而产生痛苦的情绪，当他们感受到自己的疾病已经没有好转的希望，感受到自己无法给家庭和社会带来价值，在他看来，自己的离开，对自己、家人和社会都是一种解脱，没有他，其他人会生活得更好。还有些癌症患者会表述：我不怕死，但害怕痛苦。有些患者会因为惧怕治疗的痛苦、形象的改变、经济等原因拒绝治疗。自杀、不治而死是患者不敢面对痛苦的捷径。

但失去生命的痛苦仍然存在，同时转介于其家人承担，子女甚至会由此背负"不孝"的罪名。从这个角度来说，自杀是一种自私的行为，是缺乏责任感、懦弱的表现。因此，清晰地认识到自己的责任，体验到责任背后的意义感，找到生存的意义是消除患者自杀、拒绝治疗的有效方法。

作为家人，我们能做些什么呢？

表达对患者的担心。可以直接大胆地询问他，但是注意语气温柔且关心。"你有自杀的想法吗？""你想自杀吗？""你是不是想做傻事呀？"研究发现，如果一个人是有自杀倾向的，这样的询问方式不会引起实际自杀风险的增加。这样的询问也可以让他打开心扉来谈谈自己的感受和情绪，允许他会自由地表达自己的感情与想法，允许哭泣、打骂、抱怨等任何情绪的表达，保持专注地倾听，表达尊重与同理心，让其感受到周围人对他的关心与爱护。

冷静与从容。当听到对方确实有这种想法的时候，避免表现出焦虑与紧张，而是冷静与从容地面对他，一起来探讨他所遇到的问题，让他能够感受到他有支持与依靠。

不要认为患者只是说说而已，更不要与他去争论自杀是对是错、自杀的想法是好是坏，也不要用愧疚感或威胁来阻挠自杀。很多时候，他的一次吐露，其实是他背后已经鼓足了很大的勇气，别不当回事，认真地对待他的每一个想法。

避免说一些"自杀的人下地狱""自杀会让我们所有人都产生愧疚感、毁掉了我们整个家庭"这类的话。也不要说一些无足轻重，听上去又很敷衍的话，例如"振作起来""坚强一些""放心吧，一切都会好起来的"。这些表达会让患者感受家属无法共情他，没有站在他的角度来思考和感受，认为家属不理解他。

此外，将自杀相关工具进行清理。谨防其获得自杀工具，加强看护。尽可能不让他独处，以免出现意外。

及时寻求专业的帮助。可以前往当地医院寻求专业的心理治疗师的帮助，也可以拨打危机干预热线，以专业的方式帮助他降低自杀的风险。全国的 24 小时心理危机干预热线：400-161-9995。

家属可以和患者一起来制定一份安全计划书。

1. 要做的事情

将来要做的事

谁来做

什么时候

分阶段任务 1

谁来做

什么时候

分阶段任务 2

谁来做

什么时候

分阶段任务 3

谁来做

什么时候

......

2. 紧急联系人的联系方式

如果出现痛苦和绝望的感受时，可以联系：

姓名：   电话：

姓名：   电话：

3. 查询本地 24 小时危机干预热线

联系方式：

4. 如果在患者需要帮助的时候，家属能提供他什么帮助？

当然，作为家属，也需要照顾好自己的情绪，不要让自己深处精疲力竭的状态，在需要的时候，做一些自我关怀的练习，只有让自己的状态调整好，患者才能得到更好的支持。

为生命写下完整的诗篇

🎤 听听 Ta 的故事

我是个军人，一直以来我的身体素质都很好，即便退伍之后，我也会坚持每天晨练。单位里的同志都问我："吃了啥？每天都精神盎然的。"我告诉他们，习惯了，以前部队里就这样。上班我都是第一个到，我喜欢把办公室收拾得整整齐齐。在家里我也是这样要求我的孩子的，不赖床、起床叠被子、有事好好说不许哭，什么事都得有规矩，这才像个样子。

我是前年退休的，退休后我就开始了花鸟茶香的日子，我养了一只边境牧羊犬，它的名字叫做"坚强"，它特别聪明，总是懂得我想要什么，需要什么。我有 2 个女儿，1 个儿子，他们也都分别组建了自己的小家庭。

很不幸，在我 62 岁的体检中，我得了肝癌。

我在面临着人生最大的一次挑战，但是我仍旧一如既往地告诉自己：勇敢和坚强，没有什么好怕的。去年我做了 5 次手术，今年又复发了，而且位置不好，化疗、呕吐、脱发、浑身插满了各种管子，这些我都经历着……

这个月我已经不能下床，总是抽不完的腹腔积液，全身疼痛一直折磨着我，每天的吗啡不能停，自己已经完全不是原来的样子，这一刻，我的内心第一次陷入了无助与彷徨。我知道癌细胞已经扩散，也没有手术的可能，疾病无法被治愈，我感到时间不多了，医生对我的家人说："可能最多就半年的时间。"

死亡，并不可怕，但在这最后有限的生命里，我想要高质量地度过。

每个生命的终点都是死亡。但是死亡前还有一种状态叫"临终"，虽然临终的人就要死了，但是临终不等同于死亡，临终是生命的一个特殊阶段。临终的人不仅饱受身体上的痛苦，更承受着巨大的精神折磨，在这个时候，他们比任何阶段都能认识到生命的宝贵，同时也比任何时候都能体会到无助与无力的感受。

这段期间，如何与患者度过剩余的时光是很多家属都会问的问题。学习、掌握一些临终照顾技能，提高临终者的生活质量，可以从中获得满足感和自我价值感，从而抚慰心灵的伤痛。这里有一些照顾患者的基本原则和建议，可以参考。

首先，充满爱的倾听与陪伴是很多临终患者的内心需要。英国伦敦圣克里多佛临终关怀医院的创始人桑德斯博士，她曾提出临终之人通常有 3 个要求：第 1 个是"救救我！帮我减轻痛苦"；第 2 个是"听我倾诉"；第 3 个是"不要离开我"。因此除了缓解患者躯体的不适感，还需要陪伴临终者，聆听他的倾诉，表达彼此间的情感，化解冲突，尊重他的意愿，协助他完成心中的愿望。下面是一些关于倾听的小贴士，可以参考。

- "三不"倾听原则：不打断、不假装、不要分心，以真诚的心态倾听对方的表达。
- 聆听话语以外的引申含义。
- 耐心不着急，对话没有时间的限制，享受此时对话的时间。
- 在聆听中，感同身受，与对方共情。
- 虽然彼此之间不同，但也有共同点，尊重不同，求得共同点的倾听。
- 提问，但不要责备。

另一种有效的表达爱的方式是与患者触摸。触摸可以让对方感受到家属对他的情感，让其在简单的身体接触中获得安全感与能量。

陪他进行生命回顾，看到生命的意义。如果他发起这个话题，和他一起聊聊死亡吧，征求他的意见，和他一起预立医疗照护计划，为临终抉择做准备，以防措手不及。如果愿意的话，可以再与他讨论一些实际的问题，比如葬礼的安排、墓地的选择，确保他的想法能够被实现。家属可以将他以往喜欢的歌曲、书籍、照片等放在他的身边，通过这些物品的帮助来重新回味自己的人生，可以认真聆听他的辉煌、失败的故事，让他在讲述自己人生故事的时候寻找到生命的意义。或者带他去一些地方散心，或是去曾经充满回忆的故居，或是去那个心之向往的诗和远方，创造更多更有意义的回忆。

死亡教育是临终关怀中不可或缺的重要内容。因文化差异，中国人认为死亡是不祥和恐惧的象征，很多人不愿意在口头上承认死亡的临近和表达自己的担忧，而且固有的"孝道"意识使许多家属尽力向患者隐瞒坏消息，将患者排除在讨论其余生安排的家庭会议之外，因而可能错过讨论如何正确地度过余生和处理未完成的心愿的机会，给自己和家属留下遗憾。

人意识到完整的生命不仅仅只有"优生"，"优逝"也是人生非常重要的一部分。"优逝"强调的不再是单纯生命时间的延长，更重要的是活得有质量，死得有尊严。

在坦然面对死亡的时候，患者才会思考："我期望如何死亡？"在面临死亡时，他可能最先发出的疑惑是："死亡到底是个怎样的过程？"其次，他可能会想到："我可以死，但不要痛苦地死"；接着，他又会有期望："我可以死，但我要有尊严地死"；最后一点也十分重要："我可以死，但不要孤独地死"。

查尔斯·科尔博士曾提出临终阶段应对死亡有 4 个任务，分别从身体、心理、社会和精神角度去完成。

身体层面的任务是尽量满足身体上的需要，减少躯体的不适，克服疼痛感、疲劳、恶心与呕吐等，这是每个人最基本的需求。

心理层面的任务是最大程度地提高患者的心理安全感、心理自主性和丰富性，对自己的生命有控制感，比如用喜欢的沐浴露洗澡、选择合适的洗衣液洗衣服、仍旧能够穿着自己喜欢的颜色的衣服、吃着自己喜欢吃的食物，这些都能保持自己的尊严感和维持良好的生活质量。

社会层面的任务指的是与他人和社会有人际上的联结，与最珍视的那些人的关系。

精神层面的任务是发觉生命的意义，寻找希望，获得升华。

在无法延长生命的长度时竭尽全力拓展厚度，没有痛苦、有尊严、心中了无挂碍地告别人世。临终关怀中，患者和亲属需要学习人生的四道：道谢、道歉、道爱、道别。

首先，道谢与道爱。表达谢与爱，并没有那么困难，哪怕只是轻轻的问候，简单的话语，甚至握一握手，一个拥抱，一个拥吻，都能传达彼此的爱意。尤其是在最后的日子，患者和家属彼此间的情感表达，更为重要。

其次，道歉。道歉在四道中似乎是最难的。但歉意的表达对于做好善终、善别特别重要。如果道歉的话很难说出口，患者可以找一个适合自己习惯的表达方式，比如书信或者录音，只要不让这种歉疚一直埋藏在心里即可。道歉对于即将临终者来说，可以弥补遗憾，走得心安；对于家属，道歉不是为了得到原谅，而是释怀了心结，余生不再有负担。

最后，什么时候该道别？道别是一个过程，需要时间，慢慢地、用心一点点地去完成。练习说再见，陪患者好好与这个世界告个别。这样做，可以让临终者的生命旅程相对完满，不带着遗憾落幕；对于家属来说，生命最后时光的陪伴、交流、互动也起到抚慰作用，让彼此最后的陪伴更有温度，更有意义，也更难忘。

接下来，患者可以尝试做以下思考与实践。

1. 想与哪些人说说话？

2. 想分别告诉他们哪些事？

3. 觉得在什么时间、什么地点比较合适？

4. 曾经有亏欠的人吗？或者想与他道歉的人。

5. 曾经受到过哪些人的帮助，想与他们说"谢谢"？

6. 想告诉哪些人，你很爱他们？如何表达？

7. 最难的功课莫过于道别，你会以什么样的形式与他们逐一告别？

死并非生的对立面，而是生的一部分。死作为生的结尾出现在人的生命轨迹中，留下一个句号。每个人的生命就像是一首诗，有的长，有的短，有的精彩，有的平庸。这些都不重要，重要的是，当划上句号之后，这已经成为了一首完整的诗篇。

对家属的叮咛

隐瞒病情还是如实告知

如何安抚他的心情

错误是当下认知里的最优抉择

感觉身体被掏空——照顾者倦怠

哀伤如河，向心袭来

……

等待结果，焦躁万分

我应该做什么，问谁比较好？

我妈给我打电话的时候她已经腹痛好几天，在诊所输了液未见起效，才拨通了我的电话。我听到她的描述，我的第一直觉就是不太好！当天，我就请了假，火急火燎地赶回去，带她去了我们那儿最大的医院，找了肛肠外科的专家，肛门指检未发现异常，医生说要做肠镜看看。我妈有些不愿意，回家以后，我做了很久的思想工作，和她分析了各种利弊，以非常理智且冷静的口吻与她交流，她才被劝服，答应我第二天去医院预约做肠镜检查。可是夜里，我失眠了。

按照预约的时间，我陪着她一起进了内镜中心，那一瞬间我觉得凉飕飕的，妈妈穿着病号服，候诊区的护士麻利地喊着号、收单子、签字，麻醉科的医生循规蹈矩地评估着麻醉风险，熟练地操作，再打预麻针……全程我紧紧地拉着我妈的手，那一刻突然发现我妈头发白了好多。

我们一边做着检查，医生一边用指责的语气和我说："你也是医护人员，怎么没早点带你妈来查？"医生告诉我情况不太好，可能需要立即做手术。我愣了好长一段时间。等她醒来后，我选择暂时不告诉她："还好，还好，问题不大。"

那天晚上，我又失眠了，枕头上湿了一圈。随后，我开始不停地打电话，咨询各个朋友，推荐最好的、最靠谱的医生，查找他们的资料，在网上也找了些北京、上海评分较高的医生进行线上问诊。平时常常吐槽家里亲戚总是病急乱投医，天天上网查资料，现在自己居然也干起了同样的事："直肠癌手术如何做，直肠癌存活率多久、直肠癌的病理报告、直肠癌的分期等。"

从那天起，我就没睡过一晚好觉，一边祈祷着病理报告出来的是好的，一方面很担心会不会是中晚期，一边又非常自责没有好好关心父母，晚上都是噩梦，要么就很早醒来无法再入睡，有几次都是哭醒的，我很害怕。有人说：父母在人生尚有来处，父母去人生就只剩归途。我怕自己剩下的下半生就只剩下对她的亏欠，怕万一她来不及见到我肚子里未出生的宝宝。

等待结果是一个痛苦的过程，此时，家属往往会面临一系列复杂的心理变化，对于结果的未知会产生焦虑、烦躁与不安，会出现不同程度的压力，出现警觉水平提高，对身边事物的敏感性增加，反复思考这些事情，甚至行为上也会出现改变：前后踱步、无法静坐，像案例中的家属上网寻求各种帮助、内心有一份惶恐和不知所措、晚上失眠等，这些都是患者家属在应对未知的结局前心理上慌乱、焦虑，并承受着巨大的压力时的正常反应。

哈佛大学医学院著名的身心医学教授赫伯特·本森认为，压力是一种对人的生理、心理存在威胁的感觉，同时自我本身感受到无法应对这个威胁。适当的压力影响不大，如果超出应对的能力，长此以往，身体会感到耗竭，导致躯体疾病的发生，例如冠心病、心肌缺血等心血管疾病以及疲劳、失眠、抑郁等。

识别出患者家属处于压力状态中及其造成的影响是第一步，这有助于他们更好地认识压力，与压力这个元素进行分离。

以下是压力的预警信号，可参照这些内容进行自我判断。

躯体信号：头痛、背痛、消化不良、胃痛不适、手掌出汗、疲劳、脖子肩膀僵硬、心跳加快、坐立不安、耳鸣等。

情绪信号：沮丧、挫败、紧张、焦虑、担心、愤怒、厌倦、孤独感、烦躁、缺乏耐心、悲伤、无可奈何。

认知信号：犹豫不决、健忘、注意力不集中、工作没有意义、人生没有价值。

行为信号：不爱运动、抽烟、酗酒、暴饮暴食、食欲下降、疯狂购物、躲避人多的地方、不信任别人、与他人联络减少、喜欢批判别人等。

当患者家属处于压力状态，他也许想知道自身压力的程度，可以参照以下表 20 对自己的压力进行评估。请根据最近 1 个月的感受和想法选择符合自己情况的选项。

表 20　患者家属压力程度评估量表

单位：分

序号	条目	从无	几乎没有	偶尔	经常	非常多
1	有多少时间因为发生意外的事情而感到心烦意乱	0	1	2	3	4
2	有多少时间感到无法掌控生活中的重要事情	0	1	2	3	4
3	有多少时间感到神经紧张或被压垮了	0	1	2	3	4
4	有多少时间对自己处理个人问题的能力感到有信心	4	3	2	1	0
5	有多少时间感到事情的发展和自己预料的一样	4	3	2	1	0
6	有多少时间发现无法应付那些必须要做的事	0	1	2	3	4
7	有多少时间能控制自己的愤怒情绪	4	3	2	1	0
8	有多少时间感到处理事情得心应手（事情都在掌控之中）	4	3	2	1	0
9	有多少时间因为一些超出自己控制能力的事情而感到愤怒	0	1	2	3	4
10	有多少时间感到问题堆积如山，已经无法逾越	0	1	2	3	4

请将患者家属选中的分数相加，总分越高表示压力越大。应对这份不确定感带来的压力，他可以尝试以下几种策略。

首先，请完成一个担忧练习。

- 在过去，有多少次你所担忧的事情最后发现是错误的？最后它们确实发生了吗？
- 曾经你是如何应对和处理的？
- 你将如何应对正在担忧的各种各样的问题？你能做些什么呢？
- 考虑一下你正在担忧的事情。如果从现在开始你将担忧的这些感受和体验 2 天、2 周、2 个月和 2 年后的感受进行对比，想想为什么会有不一样的感受？
- 如果是其他人正在面临你所面临的事情，你是否鼓励那个人像你一样去担忧？你会给他一些什么样的建议？

其次，早晨起床拉开窗帘，享受一下日光浴大约 30 分钟，可以消除压力、焦虑感。夏天阳光足，可以少晒一会儿，冬天可以适当增加，但请勿超过 1 小时。在英国，有一个"灯光咖啡馆"，在这里温暖的沙发上可以惬意地享受 20 分钟的灯光浴，这个是专门针对那些心情低落、抑郁的人群提供的场所。

此外，还可以通过节律运动，比如呼吸、漫步、骑行、冥想、瑜伽等慢节奏的活动，节律运动的时间控制在 5~30 分钟，每天需要保持一定的节律运动和阳光沐浴来愉快地度过一天。下面是一个冥想呼吸练习，患者家属可以尝试使用。冥想的方式可以让他在紧张的时刻保持冷静，让他的焦虑、抑郁的情绪得到缓解。在患者家属感到没有头绪、非常混乱的时候，可以尝试以下练习。

- 舒服地坐在椅子上，双脚着地。
- 深深地吸一口气，心中默数 1~4。
- 再缓缓地吐出来，心中默数 1~8，并且对自己说："呼出紧张"。
- 请注意，利用吸气的时刻，感受身体紧张的部分，同时利用呼气的时候，缓缓消除体内的这份紧张。

- 请在脑海中想象一下此刻的画面，自己是被翠绿的青山包围，山头里的彩虹挂在天上，雨后的空气特别清新，还有鸟鸣声。请选择彩虹中让你感到最舒适、最能安抚你的颜色，在你吸气的时候，将此种颜色吸入了身体，然后你的全身的不适都得到了消除；在你呼气的时候，挑选一种让你感到最不适的颜色，这个颜色代表着紧张、担心和焦虑，在呼气的时候，将其呼出，脱离你的身体。
- 请将自己置身于你的想象世界中，想象自己是画面中的一个物体。

突如其来的诊断书，我不知所措

🎤 听听 Ta 的故事

人生就是 10% 发生在你身上的事，90% 是你如何应对这些事情。

那几天，在我们一家三口的聊天群里明显感觉到丈夫情绪的沉闷，因为疫情的原因，我们经常需要分批去上班，我打电话给在家的女儿。

"爸爸说是中耳炎。"女儿说。

"爸爸这几天游泳了吗？"我问道。

"没有。"女儿回答。

"爸爸还天天锻炼吗？"我继续追问。

"是的，爸爸走路去了。"女儿说。

前段时间丈夫偶尔出现晨起痰中带血，我隔三差五地问一下现在还会不会出血，他有时候说好几天没有了，有时又说有，这会不会是因为这段时间吹空调家里太干，咽炎导致的，或者晚上吃西瓜残留在咽喉部呢？催他去医院检查，他总是说等九月份单位集中体检的时候再去也不迟。

等丈夫锻炼回家，他故作轻松地打电话跟我说："分泌性中耳炎，大概前段时间太累了，这几天休息好就没事了。"

"那好端端地为什么会得中耳炎呢？你还是趁这几天休息再查查清楚。"我一贯焦虑的情绪又开始了，但是这次的焦虑是对的。

"好的，医生也很仔细，给我预约了明天的磁共振，放心好了。"丈夫回答。

"哦，那明天检查好报告单发我一下吧！"然而，第二天、第三天都迟迟没有收到丈夫的磁共振检查结果。一种不祥的预感掠过心头，刚好那两天工作上抽不出身，这事就耽搁了。直到交接班那天，距离下班不到 1 小时，才看见我的丈夫走到我的办公室，平静地把磁共振的检查报告摊在我的办公桌上，影像所见的描述一字一句找不到任何可以模棱两可、似是而非的语句，让人无法心存侥幸，无法逃避的诊断——鼻咽癌！

所有的担心已经尘埃落定，我说让我拍个清晰的照片，我可以先去找人咨询医生，丈夫轻声说："病理检查是昨天做的，需要 6 个工作日。"我来不及去看丈夫的脸色和眼神，来不及去想这几天的他是怎么过来的，我自己已是一团乱。这个病不应该出现在我的丈夫身上，他是那么自律而健康的人，不抽烟、不喝酒，工作之外作息规律，有时间就天天健身。他对自己的身体有着一贯的自信，自从前年体检中有些指标超出了阈值后，他想通过锻炼让体检报告每年减少一个异常值，现在这一切仿佛成了一个笑话。

接下来，种种问题席卷而来，我是不是要立即向单位请假？单位还有一大摊子的事该怎么处理？如果我向单位请假，这个月的奖金、年终奖、全勤奖都会受到影响，一大家子的开支怎么办？我得去筹钱，这不是一笔小费用，我们家的钱全都用来买房买车了，这一下子从哪儿去筹这样大一笔钱？家里的两个孩子还小，我怎么和他们说？还有上下学问题，谁去接谁去送？谁给他们做饭洗衣服？还有我爸妈、丈夫的爸妈，是不是应该告知他们？是不是要把他们从农村接过来，帮个忙搭把手？但是他们知道了能接受吗？我担心他们心里撑不住。

这些事压在了我的心头，心里也乱成了一锅粥……

癌症不是一个人的事，而是整个家庭的事。家庭中的一个人被确诊为癌症，家里的每一位成员都会受到影响。刚被确诊为癌症时，家庭的核心成员往往是最先知道的，甚至可能早于癌症患者本人，否认、震惊、愤怒、难以接受、焦虑、痛苦等情绪在他们的身上也会发生，他们需要顾及与承担的东西更多，是否应该将病情告知患者，怎样安排后续的事物，怎么告知孩子等都成为核心家属无法避免的事。因此，家属所需承受的心理压力并不比患者本人少，家属的心理健康十分需要被关注。

癌症患者家属的压力来源有很多方面，比如角色转换和角色混淆带来的压力。许多人原先可能是家庭里扮演被照顾者的角色，比如女儿、妻子等，突如其来的癌症诊断，家属需要从原来的角色中脱离出来，成为照顾者的角色，这个需要心理和行为上做出许多调整。

其次，面临癌症这个疾病的不确定性，家属需要承担起疾病治疗的经济负担，疾病带来的不确定性，以及关于疾病大大小小事务的应对和处理。癌症治疗的费用高昂，许多药物都是自费药物，这都会给家庭照顾者带来极大的经济负担。

此外，由于照顾癌症患者占据了生活的大部分时间，照顾者留给自己的时间少之又少，没有了休息、社交的时间，这些都会产生压力，给家属带来极大的负面影响。如果不及时解压，就会出现照顾者负担的现象。

以下表21可以帮助患者家属确认自己是否处于严重的压力状态下，请根据自身状态选择相应的选项。

表21 患者家属压力状态程度表

单位：分

序号	条目	很强	中等	较弱	完全不
1	早上头脑不清醒	3	2	1	0
2	从早上开始感到疲劳	3	2	1	0
3	早上身体的某个部位有痛感	3	2	1	0
4	入睡困难	3	2	1	0
5	入睡后中途醒来	3	2	1	0
6	做梦	3	2	1	0

续表

序号	条目	很强	中等	较弱	完全不
7	体温低	3	2	1	0
8	低血压	3	2	1	0
9	便秘	3	2	1	0
10	无精打采	3	2	1	0
11	不由自主地蹲下	3	2	1	0
12	觉得自己咀嚼能力弱	3	2	1	0
13	关节和肌肉有慢性疼痛	3	2	1	0
14	慢性头昏	3	2	1	0
15	易怒	3	2	1	0
16	容易沮丧	3	2	1	0
17	精力不集中	3	2	1	0
18	长时间使用电脑	3	2	1	0
19	昼夜颠倒的生活	3	2	1	0
20	晒太阳的频率减少	3	2	1	0

注：请将所选择的分数相加，如果分数在 0~8 分，表示自我状态正常；9~20 分，表示有轻度压力；21~40 分，表示有中度压力；41~60 分，表示有严重压力，需要咨询医生。

如何处理压力？首先，应以正确的态度看待压力。多看看压力带来的好处，接纳这份压力。如果患者家属感觉到每天都沉浸在压力的负面情绪中，如只有抱怨、愤怒、憎恨，只会让自己陷入更加糟糕的状态。库珀·埃登斯曾经说过："与其恐惧，不如拥抱"，如果压力无法避免，不如学着以感恩之心去面对生活的每一天，来感受生活带给你的价值和意义。美国斯坦福大学心理学系的一项研究认为，当人们把压力看作是一个负面事件，会产生许多类型的躯体疾病，使得死亡风险增加 43%。而如果人们把压力当成是自己的朋友的时候，反而会感到幸福，并且会驱动自己找到人生的意义。家庭中一旦有了癌症患者，家里的生活会出现翻天覆地的变化。有了这份压力的存在，患者家属才会意识到自己原来这么坚强与能干，可以一个人独立应付许多事物，挑起了重责，这份压力下，他才知道时间的珍贵等。

其次，面对接下来的一大堆事务，患者家属给自己一些时间，让自己的情绪平复下来。做一个"声音和想法"主题的禅修。

请尝试静下心来，闭上眼睛，找到一个舒适的坐姿，双肩放松，注意周遭的声音，有哪些声音？也许是空调机发出的运作的声音，也许是鸟儿从窗户边穿过发出的叽喳声，也许是电脑正在运作的声音，也许是有人从门口走过的脚步声，也许是他人在敲打键盘的声音……声音的背景有很多内容组成，请试着找出它的组成部分。

接下来，请患者家属将自己的注意力从耳朵转移到大脑，大脑里出现了哪些想法？让想法随时来、随时去，不必刻意地去干扰它，请尝试设想自己在一台投影仪前，将想法投射到前面的大屏幕上，静静地观察，等待想法成为一个画面又一个画面。

突如其来的癌症诊断书，往往令家属的生活也失去了控制，这种"丧失控制感"会使他陷入压抑、抑郁、焦虑的状态，会令他感觉"我无能为力""一切都完了，我该如何应对"。因此重获生活的控制感十分重要。管理学大师史蒂芬·柯维提出了一套时间管理理论，将事件按照重要性和紧急性两个维度来区分，得到四个象限的内容，分别为重要且紧急、重要但不紧急、紧急但不重要、既不紧急也不重要（图3），完成这四类事件的优先级逐级下降，回顾这些让患者家属烦扰的想法，可以尝试问以下一些具体的问题。

1. 在这些让你产生烦乱、焦虑的问题中，哪一件事情是最重要且最紧急的？哪件事情是最不重要，且最不紧急的，哪些问题是不重要但是紧急的？哪些问题是重要但是不紧急的，横轴为重要性，纵轴为紧急性，请依次将事件放入合适的象限。

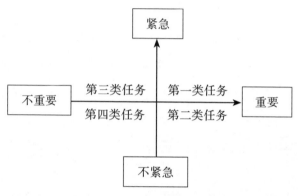

图 3　紧急 – 重要四象限图

2. 针对第一类任务是重要且紧急的事情，先选择解决这类问题；第二类任务重要且不紧急的任务，将其分解完成，最好能够制定分解计划，按部就班、有条不紊地完成；第三类任务紧急但不重要，将该任务与他人分担，合作共赢；最后才到不紧急且不重要的事物，这类事物占据了你的精力但却不重要，你可以选择舍弃这部分。

3. 如果你觉得每一样事件都特别大，难以完成，请将它们拆分成多个问题，再逐一攻破。

4. 请在每一个问题后，找到自己身边可以运用的资源。

5. 当你攻破一个问题的时候，一定要带有仪式感地划去这个事件（图 4）。

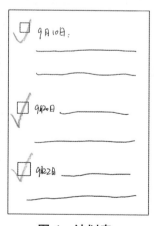

图 4　计划表

此外，家属应保持身体的能量应对压力。应对癌症事件带来的压力需要调动身体内的能量，而他身边可以给予其支持、正能量的人，或者可以帮助他防范压力负面影响的事物，这些都是压力的保护性因素，可以为家属的身体充入能量。应对癌症事件带来的压力会使体内的能量发生改变，消耗一部分的储存量。因此当身体存储的能量越多，弹性越强，就更能轻松地面对外来的应激事件。

如果家属的身体能量不足，可以参考以下清单。

- 生气或担心时，会与别人讨论自己的感受
- 不吸烟
- 会定期出门社交
- 健康状况良好
- 每周至少有 4 个晚上能睡好，醒来后精力充沛
- 有机会定期给予并接受身体的爱抚
- 每天至少吃一顿完整健康的饭
- 每天都有安静的自我时间
- 每周喝的酒不超过 5 杯
- 每周至少玩一次
- 体重与身高成正比
- 在家里，会定期讨论家庭的共同问题，比如家务分工、经济的开销等
- 每周至少参加两次有氧运动，每次至少 20 分钟
- 每天喝含咖啡因的饮料不超过 3 杯
- 通常能够管理自己的时间，让自己不那么匆忙
- 有一群朋友，喜欢跟他们在一起
- 有宗教或精神信仰，这让人感到很安慰
- 自家周边 80 千米以内，住着可以信赖的亲戚
- 我至少有一个朋友可以信任并能在一起分享重要的事情

隐瞒病情还是如实告知

听听 Ta 的故事

"癌症"这个词时常听到，但始终没想到会发生在自己身边的人身上。如果把真实病情告诉她，她能接受得了吗？别看她平时大大咧咧，但我们都知道，老妈的胆子非常小，也很怕疼，这样大的事情，她怎么承受得住？想到这里，我实在说不出口，我的内心也很乱，如果不说，后面的治疗该如何进行，她认字，看得懂药物说明书，看得懂诊断报告书，我们兄弟姐妹几个都很为难，想隐瞒又如何隐瞒得住？

为了不给她带来心理上的负担，我们还是选择没有告诉她。

这段治疗的日子，几乎都是我在陪伴。我感到好累，每次和医生沟通我都小心翼翼，那些药物、化验单、报告单，我都非常小心地放置，担心被她看到上面的字眼。她问起我来的时候，我内心又十分忐忑。我已经有一周都没睡好觉了，晚上躺在床上就在想这些事，明天该如何隐瞒……内心就堵得慌，有时候感觉喘不过气来，一阵复杂的情绪萦绕在我心头：无奈、悲伤、绝望、痛苦……

在很多人的眼里，癌症就等于死亡，当一份中晚期癌症的诊断书落到家属手上的时候，就像是一张死亡通知单，告诉他日子不多了。因此，家属选择隐瞒，初衷是源自于他们对家人的爱，担心癌症的诊断会给患者造成巨大的心理压力，担心他们无法承受，为了保护患者心灵免受创伤与打击，他们选择自己一个人默默承受。这样做的好处是患者暂时无心理压力，情绪保持平稳，家庭气氛维持表面上的和谐，像什么事都没有发生过一样。但实际上，以往没有证据证实自己罹患癌症的坏消息会让其失去斗志，从而出现自杀等消极想法。

同时，隐瞒病情也有一系列负面影响，比如患者参与决定自己治疗方案的权利被剥夺，失去了对生活的选择权和控制权。其次，患者在不知情的情况下盲目乐观会导致错过一些宝贵的时机，在生活中来不及去完成自己觉得重要的事情，从而导致终生遗憾。

同时，家属也变得小心翼翼，以免说漏嘴，给患者服药的时候将药物的外包装和说明书撤掉，给家属带来了沉重的负担，导致睡眠紊乱、情绪压力大，对家属造成的身心影响不容小觑。此外，家属和患者之间会出现情感隔离，似乎彼此都能感觉到有些事情没有说破。当患者察觉到家属有事在隐瞒，很容易以为自己病情十分严重，导致患者心态更加崩塌。而当患者知道实情后，会感觉到自己被全世界欺骗，连自己最亲密的人都不可信任，从而情绪状态更加差。

一项对2231名肿瘤患者的大型调查显示，87%的患者希望尽可能地了解自己疾病的真实情况，无论其好与坏。有趣的是，国内一项对住院晚期肿瘤患者的跟踪研究发现，不知病情的患者比知情患者的焦虑抑郁情绪更严重。

现在，患者的知情权和决定权越来越被重视了，患者必须要在真实了解到自己的病情、治疗手段、治疗结果等综合因素下，再决定自己治疗与否，这是对患者人权的最基本的尊重。

肿瘤的确诊、复发、转移等都属于坏消息。如何告知，应选择符合患者家庭特点的方式，考虑到患者本身的内心承受力，以适合患者的方式交代病情，同时注意告知的方法。目前运用较多的SPIKES沟通模式可供参考。它包括设定沟通场景（S）、评估患者认知（P）、获得患者许可（I）、医学专业信息告知（K）、移情稳定患者情绪（E）、策略和总结（S）六大部分。

设定沟通场景要求患者家属熟悉准备告知的信息内容。找一个安静不被打扰的环境，面对面地和患者进行对话。比如在一个私密的空间，预留充足的时间，保证对话在不被打扰的情况下顺利进行。

评估患者认知是指医生和家属知晓患者对病情和检查结果的理解程度，与真实情况的差距。这可以通过提问来获得，比如："在我们沟通之前，我们先来看看你和我对目前情况知晓是否一致。你知道目前你的身体情况如何吗？"

第三个部分是获得患者的许可。每个人对信息了解的程度的需要是不同的，特别是晚期癌症患者，他们很可能不愿意听到过于详细的情况。或者有些癌症患者不希望自己的家人知道。那么提前问一句："你期望知道检查结果吗？我现在能谈一谈你检查结果的情况吗？"是十分有必要的。

第四个部分是医学专业信息告知。从患者的立场出发，先有一个铺垫："我有一个不好的消息告诉你"。让患者做好心理准备，再逐步告知患者的病情，注意避免使用专业的术语，以真诚、坦诚的态度，如实地告知患者真实的情况。

第五个部分是移情稳定患者情绪。当患者得知消息后，患者可能会哭泣、无法接受、悲伤、绝望，可以鼓励患者来谈谈他们现在的情绪感受，同时家属与医生给予心理上的支持，让患者感到自己被理解、被关心。

最后一个部分是策略和总结。在这个阶段告知患者后续的治疗计划，可以为患者减轻不确定感带来的紧张情绪，记得避免说："我无能为力了"等诸如此类的话语。

如何安抚他的心情

🎤 听听 Ta 的故事

我没敢把结果告诉父亲，告诉他不过是长了颗息肉而已，父亲对于我们的话没有怀疑。在我的记忆里他是一位善良、坚强、内向又能干的人，平时比较严肃，不苟言笑，对小病小痛也是能熬则熬，实在吃不消才会去医院看病。虽然父亲看上去很坚强，但面对"癌症"这两个字，我始终不敢断言他能多坚强。

直到有一天，与同病房的病友聊天时，我母亲不经意说漏了嘴，那一刻，父亲非常恐惧，第一次露出了害怕、无助、弱小的表情，他认为整个世界都欺骗了他，非常生气，质问我们："你们为什么瞒着我？你们有问过我的想法吗？你们不尊重我！"说着生气地把杯子砸在了地上，我们都吓得不敢出声，没过几秒，他的眼眶湿润了，转过头去，抹眼泪……我们去递纸巾，被他一把推开，我们劝慰他，但他不愿多说，一个人陷入了沉默……

癌症患者得知患了癌症后，情绪反应可能会激烈，如同前文所述，患者可能会出现恐惧、惊恐不安、无法接受得了癌症的事实，焦虑紧张，还有感受到自己被欺骗的愤怒，担心自己离死亡不远了，甚至会出现愤怒、失眠、自杀等情况。

此时，家属应尽力以温和、体贴、理解的语言和态度，使患者感受自己被温暖抱持、被家人关爱，可以咨询专家，切勿自己随意上网搜索，以帮助患者认识疾病的性质、病因、症状及预后，减少不必要的烦躁、忧虑，意识到"癌症"和"死亡"是两回事，帮助其战胜恐惧与焦虑的想法。在患者烦躁时，不与他起正面冲突，多一分耐心与包容。家属在安抚中，可以积极发挥语言的治疗作用，同情、鼓励、安慰等语言会使患者倍感关怀，可帮助患者增添无穷的力量及信心。

以下一些话语请避免使用。

- "别那么矫情。"
- "我理解。"
- "你就是想太多 / 你就是闲的 / 你没事想这个干嘛。"
- "多大点事！坚强一些！"

家属可以说以下这些话。

- "你对我很重要。"
- "无论如何我都在你身边。"
- "这不意味着你是脆弱的。"
- "你想和我聊一聊吗？"
- 实在不知道说什么，就不要说了，默默陪伴也是一种支持。

此外，帮助患者发挥自我安慰的作用。自我安慰是那些情感被呵护着的孩子从父母那里学来的一项人生技能。当孩子出现愤怒、悲伤、惊恐、害怕等情绪的时候，父母总是以一种平和、接纳、包容、宽怀的心态去安慰，与孩子在一起，他就会内化这份能力，吸收这份自我安慰的技能。当然，每个人自我安慰的方式不同，学会找到属于自我安慰的方式十分重要。

为了找到属于患者的自我安慰的方式，请帮助他回忆童年，找到在童年时期安慰自己的方法，或者在他成长过程中遇到重大挫折的时候，有哪些是他曾经安慰过自己的方法。如果他想不出来，请参考以下自我安慰方式的清单，从中获得灵感，组合完成他的自我安慰清单。

1.听舒缓的音乐，特别是爵士乐

2.看剧，一部脱离现实的电视剧

3.玩游戏

4. 看小说

5. 吃蛋糕

6. 吃大白兔奶糖

7. 乘上一列火车，开到哪是哪，来体验充满未知的乐趣

8. 飞去另一个城市，吃当地的美食

9. 飞去一个异域环境，充分体验当地文化

10. 和孩子们在一起，和他们一起玩耍打闹

11. 玩小时候的游戏，比如捉迷藏、木头人

12. 撸狗

13. 找到小时候最喜欢吃的美食，比如虾条、荔枝水等

14. 看较早时期的经典电影，仿佛回到了童年时代

15. 去找朋友吐槽

16. 参加心理小组聚会

17. 去玩桌游

接下来，请帮助患者找到属于他的自我安慰清单。

1.

2.

3.

4.

5.

……

有了这份自我安慰清单，家属可以将其打印出来，放在患者随手可得的位置，或者存储在患者手机等电子设备中，当患者出现不良情绪的时候，打开清单，试着询问患者："此刻，你最想获得哪一种自我安慰的方式？"并努力帮助患者一起完成。

155

错误是当下认知里的最优抉择

🎙 听听 Ta 的故事

我女儿方子今年 19 岁，一直以来，她是我们整个家族的荣耀，重点初中、重点高中，我们做爸妈的都没出什么力，这次也是一举得名，考上了清华大学，上个月摆了 20 桌酒席，宴请亲朋好友。大家都来和我道贺，说我培养了一个优秀的女儿。我心里乐开了花。

谁知道短短一个月不到的时间，家里发生了翻天覆地的变化。女儿喉咙痛的事是备考期间就提过的，那时候她每天很辛苦，睡也睡不够，我们都以为是扁桃体发炎，就给她配了点消炎药吃。直到最近，方子说感觉嘴巴也张不开了，嘴里总是感觉含着一样东西，才意识到问题的严重性。

去医院一查说是局部口腔癌晚期。医生说，手术后，方子的发音和吞咽可能都会受到影响。那一刻，我真的懊悔不已，孩子一路过来都勤奋好学，好不容易考上了大学可以过几天轻松日子，却得了这样一个毛病。

是我的错，是我没有好好关注她的身体。一心只让她读书、读书。她第一次和我说喉咙不舒服的时候，我就应该带她去看医生，我却自以为是地认为这不过就是身体的小毛小病，一拖，却拖出这样的结果。在我的人生价值观里，考不上好的大学意味着以后得看他人脸色行事，考上重点大学是跨越人生阶层的唯一途径。但是现在这个局面，重点大学还有什么用？我的老婆差点崩溃过去，一直在哭，为什么我们的家庭会出现这样的事，都是我们逼她逼得太紧了，天天让她学习，没有关心她的身体，都是我们的错，是我们做父母的对不起她。我们给了她生命，却没有好好懂得爱惜她的生命，是我们的错……

人无完人，每个人都会犯错误，无论是英雄、政治家、老师、明星还是普通人，都是如此。但是每个人面对错误的方式不同，会决定自己接下来的生活。自我保护意识强的人，会对错误有所辩解，比如案例中的爸爸可能会说："她怎么不和我多说几次呢，或者告诉我她非常非常难受呢，这样的话，我就会带她去医院看病了！"或许他为自己的错误闷闷不乐、垂头丧气、自责懊悔不已。最可怕的情况就是，变得畏首畏尾，裹足不前，对之前犯的错耿耿于怀，为了避免再犯错，开始变得被动、犹豫不决、意志力薄弱。

错误是什么？首先，应允许错误的存在，永远不犯错的人一定不存在，每个人都会犯错，错误会伴随着人的一生，在工作中、在学习中、在人际交往中、在养育子女中，人并不完美，这才是常态。其次，正确地认识错误，错误是警告，也会给人带来反省，促进自己的觉察，改变自己对人生、对世界的看法。思想决定着行为，而思想是由原来的智力、知觉以及所有生活经历的自然产物，每一个行为都是当时思想抉择下的最优的选择。而思想会因为环境和经历的不同发生变化，当思想发生变化后，原来的抉择和行为就会变成目前思想下所犯下的错误，当这个变化发生后，就会产生对自己做错的事感到后悔、懊丧的情绪。

"我知道身体对于每个人来说是基石，非常重要，可是当我女儿告诉我喉咙痛的时候，我没当回事儿，那时候想不要因为这些小事浪费了学习的时间，学习才是最重要的，考上重点大学才是最重要的。"当时，案例中的爸爸希望女儿学习考上重点大学的欲望超过了对身体健康的重视，所以他的选择不要"因小失大"，不要因为身体小小的问题耽误了学习的时间。事实上，在案例中爸爸的认知里，女儿不过是得了小病，并不知道她的病这么严重，"女儿得癌症"是他认知范围之外的问题。

如果家属为自己的选择贴上了"好"或"坏"的标签，就会惩罚自己在"无知"状态下的抉择和行为，这是不公平的。更为贴切的标签，或许应该是"明智"和"不明智"，这些词从同情他的角度出发，包容他的选择，他的选择来源于有限的思想认知，该认知限制了他的行为抉择。因此拓展自己的认知，提升自己的思想，比懊悔、自责、内疚更有意义，这样可以帮助他避免重蹈覆辙。

以往，他可能会对女儿哪次成绩没考好而气得吃不下饭，或者晚上睡不好，现在，成绩的好坏对于他来说已经不重要了。这次事情后，他会开始反思什么是最珍贵的。如果深陷自责、愧疚中，打击自己的自尊也于事无补，唯一能做的就是把这个事当成一次经历，这个经历会带来醒悟，及时幡然醒悟自己的人生价值观。

那么，患者家属是否深陷类似的困扰呢？也许他正在为选择什么样的治疗方式而发愁；也许他也会面对患者临终前是继续选择毫无质量的延续生命或是放弃治疗；也许他还会面对家人和事业需要放弃其一的困境。如果是，他可以试着提升自己当下的这份醒悟，预判自己每一个重要抉择会带来的后果，当他出现面对抉择的情境时，试着回答以下这些问题。

1. 以前是否经历过这类情况？
2. 这个决定可能会带来或是预计会带来哪些短期的负面影响？
3. 这个决定可能会带来或是预计会带来哪些长期的负面影响？
4. 与这个抉择的正面收益相比，是否值得？
5. 是否有其他的方式，可以减少这个后果带来的负面影响？

通过这样的思维整理，患者家属也就是在告诉自己，每一个抉择的后果已经考虑清楚了，无论结果怎么样，这都是自己的抉择，应该欣然接纳。可以尝试以下练习。

准备好纸、笔，从患者家属知道的人中，挑选出一个他敬仰的人物，也许是他的妈妈，也许是他的偶像，也许是他的初中老师，也许是国家领袖……

1. 写出他犯下的错误。

2. 为什么他会犯下错误？他当时有意识到吗？

3. 写下自己犯下的错误。

4. 请患者家属回忆当时在采取这个抉择前的想法和感受，是否知道这个抉择会带来什么样的后果？是否知道这个抉择会给他人带来伤害？

5. 如果患者家属知道在欲望和理性的想法之前如何权衡？哪个更胜一筹？

6. 如果你能回到过去？也有当时的欲望，也会对结果有了思考，你是否会有不同的抉择？

7. 你也可以写一些鼓舞自己的话，写在便利贴上，贴在自己随处可见的地方：

我可以做一些不明智的决定

因为我不是完人

我接受自己的抉择所带来的后果

我此刻已经竭尽全力

"错误"是我后来贴上去的标签

我也愿意努力提升自己的思想认知

尽量使得自己做一些更好的选择

并且我也愿意从"不明智"的经历中吸取经验教训

获得了珍贵的感悟

无论最糟糕的事情是如何发生的

我仍旧愿意悦纳自己

原谅自己的有限认知下做出的抉择

接受当下的状况。患者家属也许已经为他的行为付出了惨重的代价，并无法逃脱地去承担起这个抉择带来的负面的痛苦。案例中的爸爸需要承受带女儿到处看病，正常的生活被扰乱，大量的经济、时间、精力的付出以及失去心爱的女儿可能的后果。记住，不明智的抉择是常态，每个人如此，每个时刻都是如此。

给情绪打开一扇窗

🎤 听听 Ta 的故事

大宝上周过 12 岁生日的时候，家里来了很多他的同学。他在班级里虽然成绩一般，但是同学都喜欢和他一起玩，这不，今年的生日礼物收到了遥控飞机、坦克模型、迷你篮球筐……他每天没心没肺地过着，我对他的要求不高，成绩只要不是倒数就好。

这样一个阳光向上的孩子，怎么会得了肿瘤呢？神经母细胞瘤，查阅资料说这个肿瘤五年生存率不到 10%。一篇文章《我陪10 岁儿子抗战神母的经历》讲的就是为了治疗孩子的疾病，家长不惜一切代价，花费了上百万，给孩子用上了治疗神经母细胞瘤最先进的免疫治疗方法，但结果仍旧逃不出复发的魔咒。

我们不过是普通人家，根本承担不起高额的治疗费用，这个疾病还好得了吗？孩子还不知道，他还这么小，如果知道自己得了癌症，他还能承受得住吗？他又如何去面对学校里的同学、老师、亲朋好友……想到这里，我不禁抽泣起来……每次夜深人静的时候，我都默默祈求，希望我能替孩子承受这份痛苦。渐渐地，我和老公也出现了问题，我们经常为了一点小事起了争执，彼此都不愿意多说，看着儿子日益消瘦的身体，我的心也随之死了。渐渐地，我开始暴饮暴食，有一次，我特别想吃面食类的东西，我一下子订了一堆外卖：小笼包、叉烧包、流沙包、虾饺、水晶饺、高粱馒头、玉米馒头、黑米馒头……我一口气都将它们囫囵吞下，随后就跑去厕所，一点一点用手指抠着喉咙，有的时候，会全部吐出来，有的时候，又怎么抠都抠不出来，就一直反胃。这样的状态反反复复，这才意识到了问题的严重性。

孩子得了肿瘤，对父母来说是晴天霹雳的打击。父母作为患儿最主要的照护者，往往也承受着巨大的压力和负担，他们不仅要面临疾病所带来的恐惧，支付孩子医疗费用的经济压力，还要面对疾病治疗过程中如何告知孩子，如何安抚孩子等照顾者角色的问题，他们的情绪往往更加复杂多变：愤怒、悲伤、难过、纠结。如果情绪没有适当的表达，压抑在内心的情绪越来越多，躯体和精神都会发生一些变化。例如，你会感到肠胃不适、头晕、全身酸疼、胃口变小、食之无味，记忆力和注意力下降。也会让你变得易怒易躁、全身乏力、怀疑自己以及打击自信心。甚至还会出现像案例中的母亲一样，选择暴饮暴食的方式来发泄自己内心压抑的情绪。

通过情绪化饮食的方式，来缓解不良的情绪，或许能在面对危机困难时，得到短暂的放松，但是饮食只能暂时压制情绪，不能让情绪完全得到释放，相反，还会增加内心的负担。因此，找到合适的表达方式非常重要。

如何是合适的表达情绪方式呢？ IAAA 四个步骤的表达情绪法，说的是识别（Identify）、接纳（Accept）、归因（Attribute）和行动（Act），这四个步骤为深陷某种困难情绪的患者家属指明了一个方向。

第一步，识别情绪，为情绪命名。静下心来，患者家属问问自己现在有什么样的感受？ 如果难以描述当时的情绪，可以参考 Plutchik 提出的"情绪轮盘"，它是心理学中很实用的、用于区分情绪的工具。 Plutchik 区分了 8 类情绪：快乐、信任、害怕、惊讶、悲伤、厌恶、愤怒和期待。同时，在轮盘上"花瓣"之间的空白处，也有一些"复合"的情绪，它们是由两边的情绪组合而成的。比如：

服从 = 信任 + 害怕

敬畏 = 害怕 + 惊讶

反对 = 惊讶 + 悲伤

悔恨 = 悲伤 + 厌恶

鄙视 = 厌恶 + 愤怒

侵略性 = 愤怒 + 期待

乐观 = 期待 + 快乐

爱 = 快乐 + 信任

请在表 22 中将情绪记录下来。

表 22　情绪记录表

日期	情绪

第二步，接纳这份情绪。接纳"幸福不是人生常态，而不幸才是"这一现实，接纳孩子生病的事实，接纳因此而感到痛苦、悲伤的事实。如何接纳？寻找这些痛苦的积极意义是打开心扉、接纳事实的第一步。有些人在经历癌症后，原本疏于往来的兄弟姐妹因此团结在一起，修复了原来破碎的情感；有些人得知癌症后悲伤、低落，这份情绪也有意义，这些都在告知他人自己需要得到安慰，需要被保护，需要被理解。情绪没有好坏之分，情绪的存在有它的价值，即便是负面的情绪也是如此。

请试着问自己以下这些问题。

1. 出现这样的情绪有什么意义？

2. 这个情绪为我带来了什么？提示着什么？

3. 这个情绪积极的一面是什么？

如果难以找到它的积极功能意义，也可以参照下面表23的情绪功能，给予自己一些灵感。

表23　情绪功能表

情绪	功能
恐惧	逃跑、自我保护
生气	自我边界被侵犯、反击
爱	驱使自己表达对他人的关心与爱护
热情	喜爱、活力与希望
受伤	改变现状，不满现状，自我界限被突破
难过	有些重要的东西失去了，这个东西对自己来说十分重要、十分珍贵
同情	帮助他人
厌恶	回避某些事务
好奇	探索与学习

每种情绪都有它的功能意义，情绪可以帮助患者家属适应目前的环境，但是很多人却不善于表达，在环境与性格的因素作用下否认、隐藏自己的内心情绪，回避与他人的沟通。此外，每一种情绪都有滋养人际关系的作用，让人际交往变得生动而有价值。与他人人际关系的联结，良好的互动能够摆脱内心的空虚以及存在的焦虑。

第三步，归因，当患者家属给自己的情绪命名后，请思考，为什么会有这样的感觉？请试着回答以下这些问题。

1.现在生活里发生了什么事让我感到难过？孩子得了癌症？和丈夫吵架？

2.最近发生的事是不是让我联想到了什么才会如此难过？

3.如果是，那是以前曾经发生过的事吗？为什么会如此？

4.这样的感觉是不是一直挥之不去？

最后一步，行动。当患者家属有了情绪之后，自信而平和，有同理心地表达十分必要。这样的表达方式往往才能让人更好地接受，在患者家属对他人有同理心的基础上，才会更有影响力。比如，当他的孩子拒绝化疗时，他感到很生气，很愤怒，也许内心直接的想法是：爸爸妈妈这么辛苦带你到处看病，你现在跟我说放弃治疗？你懂不懂事？我很生气！很失望！

但他的表达却可以换一种方式，比如，爸爸妈妈知道化疗给你的感受很不好受，躯体上很不舒服，爸爸妈妈很心疼，但是为了能够更好地生活，让身体尽快地痊愈，也许我们应该再坚持一下，打完这个化疗疗程。

剑拔弩张的冲突

🎙️ 听听 Ta 的故事

我对她真的是仁至义尽了，从她生病以来，哪一次不是我送她来医院的？哪次不是我陪着她这里检查、那里配药的？哪次不是我跑来跑去照顾她的生活起居的？我还要照顾小孩、工作，但她永远都不知足！

我和她的感情说不上恩爱，结婚以来，两个人经常吵架，好几次说到了离婚，一直过着纷争不断的日子。

几个月前，她说自己肚子胀，吃不下饭，走一点路就气喘吁吁，爬楼梯也爬不动。没想到，后来她的脚也开始肿起来了，走不了路，去医院检查后，竟然是心脏肿瘤，还是恶性的，我一下子懵了，这搞错了吧？心脏也能长肿瘤吗？这还能医治？我非常难过，两个人从学校认识，相知、相恋，一路过来，爱情没了，亲情还在，她还是我孩子的妈，想到她可能会承受很多很多的痛苦，我内心有一份酸楚……

心脏肿瘤，这种发病率不到千分之一的病，竟然会发生在我老婆身上。我请了假，开始带她到处找医生看病，住院期间，我说给她请个护工，她说不要浪费钱，希望我能陪着她，因为疼痛，她的脾气也变本加厉地暴躁了。这样的日子，一过就是一年。这一年，我奔波于公司、医院和家庭，来回往复，好像没有一刻的停歇。

妻子的病越来越重，现在她只要稍不看到我，就马上电话打来问我在哪，没及时送饭，她又会当即生气、爆发，当着其他人的面怒吼着。放在以前，我肯定早就怼回去了，但现在看到她这个样子，我选择压抑自己的情绪。现在遇到这种情况，我就会出来点根烟。我越来越感觉到身心俱疲，烟瘾也越来越大……

前几天，我们之间爆发了一次激烈的冲突，我实在受不了，公司又有紧急事务要处理，她却一直打电话来说，说痛死了，我说你先喊下护士，我这边处理完就立刻回来，她就开始说："你是不是出去找别的女人了！你这个没良心的，我给你生孩子，又把孩子带大，现在生病了就丢下我不管不顾了是吧?!"那一刻我怒了，想到公司还有一堆事情待处理，我就顿时发飙了："你自己脑子不清楚看脑子去！我还没良心吗?!好啊，我也受够了！离婚！随即我就挂了电话。"

癌症患者由于疾病、治疗产生的不良反应等各种原因，会变得易怒、烦躁、没有耐心。此时，家属往往是第一受害者。患者很可能会因为一点小事发怒，家属此时应该调整好心态，找到合适的沟通方式，避免引发两人的直接冲突。但是如果选择单方面的隐忍，家属的隐忍往往被患者忽视，导致负面情绪的堆积，进而关系变得疏离，关系进一步恶化，从而一点小事可能就会成为压死骆驼的最后一根稻草。

如果患者和家人经常爆发冲突，那么可以先来评估一下患者的冲突风格，请根据以下表 24 中每一个条目与他实际行为的一致程度，选择对或错，在回答问题时，根据与他最常发生冲突的人或情况进行选择。

表 24　患者冲突风格评估表

序号	条目	对	错
1	往往愿意让别人来负责解决某个问题		
2	与其与对方陷入持续紧张的状态，更愿意让对方赢得争论		
3	争论时，必须由自己来说最后一个字		
4	宁愿花时间关注已经达成一致的事，而不愿协商分歧的事		

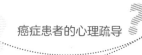

序号	条目	对	错
5	认为妥协是解决冲突的最好办法		
6	在冲突中，重要的是解决每个人所关切的问题		
7	在冲突中，最要紧的是达到自己的目标		
8	与冲突相比，维持关系最重要		
9	如果看起来支持对方更容易的话，会放弃自己的喜好，支持对方		
10	即使自己与某人有冲突，也总会要求那个人帮忙解决		
11	不喜欢紧张，总会尽可能避免紧张		
12	喜欢赢得争论		
13	会尽可能地拖延冲突		
14	会在争论中放弃一些观点，以获得另外一些观点		
15	在争论中，会尽力确保所有问题和关注点都被思虑到		
16	不是所有差异都值得被讨论		
17	在争论中，会尽最大努力占得上风		
18	为了维持关系，会顾及对方的感受，在争论时，安慰对方		
19	如果对方在某些问题上让步，那么自己也会这样做		
20	在冲突中，总能看到妥协点		
21	在争论时，总是尽力让自己的观点清晰明了		
22	在争论中，会提出自己的想法，然后听对方的想法		
23	会尽力说服对方，让对方看到自己的观点有逻辑、有好处		
24	在冲突中，不喜欢伤害别人的感情		
25	当感觉马上要发生争论时，会立刻走开		
26	会尽力为各方找到得失平衡		
27	如果争论正在酝酿，自己会躲开		
28	赞成在冲突中直接讨论问题		
29	在冲突中，会尽力在自己和对方的立场之间找到一个折中的办法		

序号	条目	对	错
30	觉得坚持自己的意愿很重要		
31	在冲突中，很乐意寻求自己意愿的满足		
32	如果对方的观点对他或她而言非常重要，自己通常会屈服		
33	在争论中，会试着保持安静，这样自己不会怒气冲冲		
34	几乎每次争论开始的时候，都会认为自己将不得不舍弃某些东西		
35	想让每个人尽可能满意地结束争论		

注：如果选择的"是"主要集中在1、11、13、16、25、27、33，那么患者属于回避型，双输型冲突风格；如果选择的"是"主要集中在2、4、8、9、18、24、32，那么患者属于适应型，双输型冲突风格；如果选择的"是"主要集中在5、14、19、20、26、29、34，那么患者属于妥协型，不输不赢型冲突风格；如果选择的"是"主要集中在6、10、15、22、28、31、35，那么患者属于合作性，双赢型冲突风格；如果选择的"是"主要集中在3、7、12、17、21、23、30，那么患者属于竞争型，一赢一输型冲突风格。

研究发现，回避型和适应型的冲突风格会导致双输的局面，因为当出现问题的时候逃避或者双方都忍让屈服并不能使问题得以真正地解决，而合作型的风格需要双方都学会付出，以此共同达到和谐的局面，妥协型虽然是一种不输不赢的局面，是一个中立的结果，但是问题并没有得到真正地解决。最后竞争型会产生明显的赢家和输家。

那么，冲突常在，如何应对冲突呢？

首先，建议以一个坦诚、清晰、尊重他人的态度来表达自己的意愿，同时也要保持良好的倾听。沟通是一个双方互动的过程，而不是单方面的表达。当家属出现情绪激动的时候，可以思考并尝试逐一回答以下问题，如果任何一个问题的答案都是否定的，请立即终止对话。

1. 你能够识别自己的感受并衡量其强度吗？

2. 你能不能换一种方式来谈论自己的感受，而不是叫骂或怒吼？

3.你是在情感、心理、身体都安全的环境中讨论自己的情绪感受吗？

4.对方愿意尊重你的表达，并一切协商解决冲突吗？

现在来看一看可以使用哪些具体的措施来帮助合理应对冲突的场面。表面上看，引起争执的原因都是些鸡毛蒜皮的小事，但事实是，爱人争论的背后都隐藏着被忽视的情感。因此，避免使用批判、指责或者威胁恐吓的表达方式，学会正确表达自己的情感十分重要。即便对方此时已经出现了指责与命令，如果家属选择以同样发脾气的方式还击，或者选择努力压抑自己的情绪，或许都不是最好的选择，家属可以试着对自己的情感进行急救，让自己冷静下来，告诉自己以一个成年人的方式来应对。然后通过简单、明了、清晰并且尊重的口吻表达出自己情绪的不满。

其次，可以尝试练习脱离技术，也就是将对方这个人和行为分离分开。如果家属能冷静下来，尝试思考这种挑衅行为是不是针对自己个人的，而是源自于对方的恐惧、愤怒或是脆弱，那么将对方这个充满挑衅的行为与其进行脱离，这样的方式能够迅速帮助家属平息怒火。

然后提醒自己，对方这么做，是以一个不成熟的行为方式来治愈他们内心的苦楚，并不是针对家属本人的。家属可以尝试以下的表达方式。

- 我很抱歉我的行为引起了你强烈的情绪反应。
- 发生这样的事，换做谁都会生气，如果我是你，我也会这么生气的。
- 你的表达，我非常理解，你说的有一定的道理。
- 谢谢你让我看到了我之前看不到的地方，提醒了我。

这样的表达方式可以明确地让患者感受到他的情绪已经被家人看到，

并被理解，这些话不是懦弱的表现，也不是有力的反击，而是以一个成年人的方式来协商、沟通解决问题。

约翰·戈特曼是知名的心理学教授曾在他的一本书里讲述了四个步骤，用于改善处于冲突中的夫妻关系。

1. 安抚自己。深呼吸，让自己的情绪保持稳定，可以使用之前篇章提到的"TIPP"的方法，冷静下来。

2. 尊重对方所言，耐心倾听。也就是说，无论对方说什么，保持安静，不反驳，不辩解，直到其表达完为止。思考对方言语背后的含义。

3. 肯定对方的积极之处，可以使用上面提到的一些表达方式，感谢他的提醒，理解他的情绪，共情他的感受。

4. 反复学习与练习。循环重复前面三个步骤，沟通模式就会发生一些积极的变化。

感觉身体被掏空——照顾者倦怠

听听 Ta 的故事

每次他住院，我都会请假照顾他，我感觉自己像个陀螺一样不停地转，得不到片刻休息。

特别是这段时间，过着像"打仗"一样的日子。给他擦身、换衣裤、换点滴……老公身体也很不舒服，经常痛得嗷嗷大叫，怎么给他揉也不见效，翻来覆去的，脾气也越来越大了，我时不时地就成了他的出气筒。一个人的时候，我的眼泪不知不觉地在眼眶里打转，忍不住会流下来。日复一日的，我感觉自己的身体也被掏空了。

这三个月几乎都没睡过整晚的觉，每天晚上我要保持随时待命的状态，听候他的呼唤。现在一听到老公喊我的名字，我内心就顿时紧张了起来，心跳加快，有点害怕。每次面对老公，我还得强颜欢笑。

有时候我和儿子女儿抱怨几句他爸的脾气差，他们也不理解我，反而都在指责我的不是，一直强调："老爸现在是个有病的人，你要多照顾他、体谅他。"我有气也没处撒，现在我感到整个人精力不支，很疲倦，还天天受老公的气，我的付出又有谁能来体谅呢？

如果照顾癌症患者的家属压力一直存在，且没有找到合适的缓解压力的方式，容易出现照顾者负担的现象。案例中的妻子便是如此。

19 世纪 50 年代，某国外学者首先提出照顾者负担这个概念。照顾者负担指的是疾病给家庭成员带来困难以及不良影响。在面临生活改变或遭遇特殊情境时，照顾者所感受到的躯体及心理上的冲击，或者解释为承担照顾工作时，照顾者与他人或环境之间的照顾需求和可获取的资源无法平衡，所形成的一个高强度压力感知的照顾环境，因而产生的照顾者负担。

照顾者负担在癌症患者家庭中屡见不鲜，尤其在癌症晚期患者的家庭中，很多肿瘤患者的主要照顾者都有照顾者负担的经历。根据一项调查显示，25%的癌症患者照顾者都出现了健康问题。癌症患者照顾者的特点是其大部分的时间和精力都关注在照顾肿瘤患者身上，忘记给自己喘息的机会，消耗自己的精力与能力，缺乏关怀自我，包括自身的健康、生活和工作，时间久了，便容易出现照顾者倦怠现象，出现了焦虑、抑郁等心理困扰。

当出现照顾者倦怠时，一般有以下表现。

● 感到很烦躁、容易发脾气。

● 情绪不高涨，感觉绝望。

● 有一种"被掏空"的感觉，容易感到疲惫与无助。

● 与他人疏离，产生社会性退缩。比如原来喜欢聚会、社交，现在逐渐在这类活动中感受不到快乐与能量。倾向于一个人独处，或是在胡思乱想中度过。

下面这张照顾者疲劳评定量表可以帮助照顾者测一测目前他的疲劳情况（表25）。根据他近2周的实际情况，选择符合他情况的答案。

表25 癌症患者照顾者疲劳评定量表

单位：分

序号	评定项目	是	否
1	有过疲劳困扰的经历吗	1	0
2	是否需要更多的休息	1	0
3	感觉到犯困或昏昏欲睡吗	1	0
4	在着手做事情时是否感到费力	1	0
5	在着手做事情时并不感到费力，但当继续进行时是否感到力不从心	1	0
6	感觉到体力不够吗	1	0

续表

序号	评定项目	是	否
7	感觉到肌肉力量比以前减小了吗	1	0
8	感觉到虚弱吗	1	0
9	集中注意力有困难吗	1	0
10	在思考问题时头脑像往常一样清晰、敏捷吗	0	1
11	在讲话时出现舌头不利落吗	1	0
12	发现在讲话时找到一个合适的字眼很困难吗	1	0
13	现在的记忆力像往常一样吗	0	1
14	还喜欢做过去习惯做的事情吗	0	1

注：请将所选择的分数相加，该量表前 8 题是躯体疲劳，后 6 题是脑力疲劳。躯体疲劳分值最高为 8 分，脑力疲劳分值最高为 6 分，总分值最高为 14 分，分值越高，反映疲劳越严重。

如果出现了照顾者倦怠，照顾者首先应该认识到，只有先照顾好自己，才有精力照顾好他人。就像飞机上的语音广播说的，如果出现紧急情况，请先戴好自己的氧气面罩，再帮助身边的孩子佩戴。只有得到足够的休息、适当的锻炼以及营养的保证这样非常重要的前提，将自己的身心健康摆在首要位置，才能以更好的状态照顾癌症患者。

家人间相互支持，一起陪伴照顾患者，彼此合作、责任角色清晰、共同解决问题等，有利于缓解疲劳感，同时也能缓解内心的压力。

另外，可以通过怀旧疗法来提高照顾者的积极情绪。怀旧疗法指的是回忆以往的有趣和美好的经历来增加幸福感，从而提高生活质量以及对现有环境的适应能力。怀旧疗法能够帮助家人在因照顾患者感到身心疲惫的时候，能够被一些美好的、积极的过往体验所替代，同时也能够更好地激发其内在的能量，以便能更加积极、全心全意地照顾患者，患者因此也能感受到照顾者（配偶）的暖心和爱意，增进彼此之间的感情，降低照顾者的悲伤情绪，提高其积极感受。

接下来，请照顾者静下心来，一起尝试做几个不同主题的回忆，每个人可以根据自身不同的经历，选择适合自己的主题进行操作。

·主题一

请尝试回忆与患者在一起的美好时光。回忆与患者相识、相知、相爱的人生体验以及共同经历的人生经历，一些特别体验，或让患者感到幸福愉悦的场景，比如求婚的场景、婚礼、生孩子、一起去潜水和滑雪、一起去攀登山峰、每一个生日和结婚纪念日等。回忆对方曾经做过让自己感动的事，如在结婚纪念日，从认识到现在每一张有意义的照片，一个特制的音乐盒，刻录着属于两个人的音乐。请回忆这个美好的时刻。

1. 在什么时候发生的？
2. 当时是什么季节？
3. 他穿的是什么衣服、鞋子？
4. 在哪里发生的？
5. 周边还有哪些人？
6. 背景有什么声音？什么音乐？
7. 有哪些记忆深刻的对白？
8. 发生了哪些令人记忆深刻的事？

·主题二

请尝试回忆与患者曾经在生活中那些搞笑、出糗的事。比如节假日一起出去旅行，在旅途中两个人都走错了道路，希望得到陌生人的帮助，但是陌生人把你们俩当成骗子，又或者在正式的场合说错了话、闹了乌龙引得哄堂大笑；尽可能多地把之前一起经历的深刻的时光在脑海中回忆，将注意力从当前的劳累中转移到这些美好的过往去。请回忆这个美好的时刻。

1. 在什么时候发生的？

2. 当时是什么季节？

3. 他穿的是什么衣服、鞋子？

4. 在哪里发生的？

5. 周边还有哪些人？

6. 背景是什么声音？什么音乐？

7. 有哪些经典的对白？

8. 这件事为什么那么搞笑？

主题三

请回忆令自己感觉骄傲和崇拜的事情。当初相识的时候，患者在工作中的突出表现、在教育子女的过程中，他高情商地与子女的沟通方式。或者你们在旅途中，他解决了一个大难题等，请回忆这个时刻。

1. 在什么时候发生的？

2. 当时是什么季节？

3. 穿的是什么衣服、鞋子？

4. 在哪里发生的？

5. 周边还有哪些人？

6. 背景是什么声音？什么音乐？

7. 有哪些记忆深刻的对白？

8. 为什么这个事情令你感觉特别骄傲、崇拜？

· 主题四

请回顾在照顾他的过程中自己感受到的价值，以及在照顾他这段时间里发生的一些有趣的事、难忘的经历，虽然很辛苦却值得，让人有收获、有成长。

1. 我照顾他多久了？
2. 我在照顾他的时候牺牲了什么？
3. 我在照顾他的时候获得了什么？
4. 有什么有趣或难忘的事？
5. 其他。

· 主题五

请展望未来。和患者探讨对未来生活的期许，从不同的维度去探索，身体上的、工作上的、家庭生活中的、子女教育上的以及家庭旅游规划等，越详细越好。

1. 身体。
2. 工作。
3. 家庭生活。
4. 子女教育。
5. 日常业余生活。
6. 节假日。
7. 其他。

如果哀伤是一幅画——预期性哀伤

⚑ 听听 Ta 的故事

父亲的肝癌经过多线治疗后又发展了，这次来势汹汹，病情急剧而下，医生说父亲的生存期限不到 3 个月。

虽然经历了父亲罹患癌症、治疗、转移、再治疗，前前后后大约 3 年多，我或多或少也有了一些心理准备，但在得知父亲的生命真的接近尾声时，我还是无法接受。

看着父亲日渐消瘦的身躯，讲话速度也越来越慢，声音变得越来越轻，我好害怕，如果父亲离开了我们，后面的生活会怎么样？我根本不能想象，这座一直保护我的大山就要倒了，这个一直给我温暖，帮我去处理任何问题的人就要消失在这个世界了，我不禁沉浸在无限的悲伤中，无法控制地抽泣着。

我常常在想老天为什么这么对我，为什么这么对我的父亲，我们到底什么地方做错了，让他还没享受天伦之乐便将撒手人寰，让我还没开始尽孝心孝道却再也没有机会。我逃避任何关于父亲身后事的安排，比如墓地安排在哪里，去哪个殡仪馆火化等。每当我老公提出这些事的时候，我就岔开话题，避而不谈，有一次我朝他大发脾气，骂他不懂事。我知道这是要提前准备的，可我没办法过心里这关。

看着父亲的满面愁容，我不知道如何安慰他，在他生命剩下的最后时光里我该为他做些什么？我又能做些什么？我充满了无助与悲伤。

当人们得知亲朋好友将要离世，即便不敢去正视与接纳，但仍旧无法逃离他病情每况愈下的事实。在这段时间里，家属为他们的即将离世感到无奈与悲伤，这就是心理学家所谓的"预期性哀伤"。预期性哀伤被视作悲伤历程的开始，发生在亲人尚未离世但生命处于倒计时阶段，具有预警功能。

预期性哀伤的表现形式有悲伤、难受、愤怒、孤独、沮丧和健忘。这个时候，家属除了要承受亲人即将离世的痛苦，同时需要隐藏这份悲痛来照顾患者，这样的情绪往往更加复杂。研究认为，相比突发创伤性哀伤，预期性哀伤令人较难承受。约 1/3 患有威胁生命的严重疾病患者的照顾者存在预期性哀伤，其中症状严重者高达 15%。基利兰德有研究发现，大约有 40% 的丧偶女性在丈夫死亡前所承受的悲伤比丈夫离世后更加难以承受。另有研究认为如果能够合理地处理预期性哀伤，才能有效地帮助家属应对亲朋好友真正的死亡来临。

晚期癌症患者家属从医生那儿获知患者的生命进入临终阶段，往往会产生预期性哀伤，案例中的女儿就出现该类心理反应，产生逃避、否认、抑郁等情绪。

那么，如何处理与面对呢？

首先，接受亲人即将逝去的现实。即将失去身边深爱的亲人对家属来说是很沉重的打击，有时候，家属可能希望自己来替患者承受这份折磨，但事实是患者仍旧需要去面对自己的议题和困难，而家属需要走过对死亡的恐惧，面对现实，接受亲友将要离开这个世界的事实。在接受现实的过程中，家属会经历逃避、害怕、易怒、内疚、难过、失落、遗憾、绝望等情绪，甚至可能会失眠、食欲不振、心不在焉、恍惚等，这些生理、情感和行为的反应，都出于家属对患者深深的爱，属于正常的悲伤反应，往往与对方爱的联结与依恋越深，悲伤反应就会越强烈。家属可能会想："我不能没有他。""我现在能做些什么呢？"

其次，照顾好自己，为自己解压，倾诉悲伤。家属尽可能地寻求一切支持性资源来帮助自己，如寻找其他家人和朋友倾诉、宣泄情感，不要一个人独自承担。寻找到和自己有一样经历的同伴，彼此分享经历与感受，会让自己感到支持与力量。或是使用日记、绘画等方式来排解自己的情绪。

尊重患者的意见和价值观。家属不是患者，他没有经历过患者的经历，也无需去帮他做决定，尊重是家属对他最好的礼物。当然，在无可奈何之时，家属可能会遇到很多"两难"的问题，比如是否仍用医疗手段维持患者的生命，还是拒绝接受一些无效的、创伤性的抢救，选择让家人更有尊严的离世。即便如此，也请不要内疚与自责，不要被道德世俗绑架，相信患者在这样的情况下也会做一样的选择，在最后的这段时间里度过一段快乐、有质量、有意义的日子，而不是维持一个只会"喘息"的躯体。

哀伤监测日志（表26）可以帮助患者家属平复哀伤的情绪。患者家属可以在日常生活中留意自己的哀伤情绪，在睡前进行记录，内容包括日期、最低哀伤程度、最低哀伤程度的情境、最高哀伤程度、最高哀伤程度的情境和平均哀伤程度。哀伤程度请在0~10分里选择一个适宜表达自己最高预期哀伤和最低预期哀伤的分数，0分为完全没感觉，10分为十分哀伤，平均哀伤程度指的并非是前两个数值相加的平均数，而是患者家属评估自己一天中哀伤程度的平均水平。

表 26　哀伤监测日志

日期	情境	最低哀伤程度	情境	最高哀伤程度	平均哀伤程度
例：9 月 15 日	和医生沟通的时候	2 分	独自从医院回去的时候	8 分	5 分
9 月 16 日	工作的时候	3 分	晚上睡觉前	7 分	5 分

通过预期性哀伤的监测日志，可以识别不同情境下哀伤的程度是怎么样的，在什么样的情境下哀伤程度会降低，并通过这样的方式发现，预期性哀伤的平复也像这个表格一样，有时候状况好些，有时候状况差些，因此接纳这样的预期性悲伤情绪是第一步。如果患者家属有时候情绪状态好一些，有时候感到非常痛苦，告诉自己，这是一个非常正常的现象。当患者家属开始观察自己的预期性哀伤的水平时，他会渐渐发现，自己正在慢慢试着接受这份情绪，而当选择接受的时候，哀伤的频率逐渐降低。

当预期性的哀伤不可抑制地出现的时候，很多人往往选择压抑或者逃避，让自己远离那个可怕的想象。但当患者家属选择压抑或者逃避的时候，焦虑并不会消失，反而在身体内慢慢累积，直到有一天压抑不住。

如果患者家属能形象化这份哀伤，比如将他的这份预期性哀伤看成是一件艺术品，或者是一张照片、一幅画，通过这样的想象，将其表达出来，他便能更好地面对和了解自己的哀伤，同时焦虑和恐惧才能渐渐得到缓和。

·练习

如果你的哀伤是一幅画，它会是什么样的呢？请准备好彩色笔和纸，试着将其画出来。

哀伤如河，向心袭来

🎤 听听 Ta 的故事

那天上午，我在父亲的床边剥橘子，橘子皮还剩最后一片，他永远离开了我。

父亲在年轻的时候当过兵，在部队待了十余年，我们翻箱倒柜寻出那张军装照，他敬着礼，英姿飒爽。他说起年轻时候自愿报名前往战场的事迹，脸上露出了自豪的笑容。又说起了和我妈相识的过程，谈恋爱时候在长城上的那一抹剪影，还有我的出生，他带我去粮站买米，他教我如何插秧、收割稻谷、晒谷子，我们一起晒腊肉，一起去山上捡柴火……

在家的这段时间，我每天都陪着爸爸，陪他唠唠嗑，我们一起翻阅了家里珍藏的老古董：当年他积攒起来的邮票、年轻时候的相片、以前买的一些装饰品、家里的一些老金器。那天早上，我一如既往地陪在爸爸身边，正在给他剥橘子的时候，爸爸一口气没接上来，从此离我远去……

死亡真正来临时，我有准备，但也没有准备，那一刻，我的心好痛，我趴在父亲床头大声呼唤着他，希望他能再摸着我的头发，希望他能叫喊我一声，告诉我他想要喝水，或者告诉我他不过是跟我开了一个玩笑，但是，这些都没有，他真的走了，留下我一个人。

我的心仿佛被石头压着，喘不过气来，全身无力，眼泪止不住地流下来……

当死亡真正来临时，丧亲者需要一下子面临许多事务：找医生抢救、处理遗体、通知亲人、安排丧事等，在这个阶段，丧亲者往往要平衡自己的情绪和丧事两个部分，安排丧事等后续事务的忙碌会让自己暂时无暇顾及自己的悲伤，等到这一系列的事务处理完毕后，真正地直击心灵的哀伤才会席卷而来，先前的心理防备可能都会在瞬间瓦解，痛苦油然而生，产生各种激烈情绪和消极想法。研究认为，丧亲者哀伤的顶峰期是死亡那一刻后的 72 小时，也就说哀伤的顶峰处于亲友真正死亡的那一刻之后的 3 天内。

哀伤情绪包括许多具体的情绪成分，比如悲伤、想念、愤怒、内疚和恐惧等。有哪些因素与哀伤的程度有关呢？

首先，丧亲者与逝者的关系及依赖程度。与逝者关系越亲密的丧亲者，比如说逝者的伴侣、子女、父母等，哀伤程度越明显，哀伤的时间也会越长。

其次，病程的长短及死亡的情形与悲伤程度有关。逝者如果是突发性死亡的，丧亲者往往因为没有心理准备而无法接受。也许早上出门的时候，丧亲者与其大吵一架，就像往日再平凡不过的一天，但是却再也没有踏进家门，这对丧亲者来说是一次冲击内心的创伤。另一种是久病拖沓的，丧亲者陪伴逝者看病治疗经历了很长一段时间，自己往往也身心俱疲。像案例中的丧亲者，他在逝者离世前，完成了生命回顾等临终阶段的任务，相对来说，他们对逝者的离开是有一定心理准备的。

此外，丧亲者的个人心理特质。比如说过去的悲伤经验及处理态度、其心理弹性及目前身心健康的状态都会给家属的哀伤带来不同程度的影响，以及他的社会支持系统以及宗教信仰和人生信念也会影响其哀伤程度。

另外，悲伤程度与所处的社会与文化环境也相关。不同的社会文化对死亡的释义不同。有些文化认为人死后是奔赴天堂，有些文化认为死后会有来生，因此丧亲者对死亡的认知不同，其哀伤程度也会受到影响。

接下来，丧亲者可以通过哀伤评估量表评估哀伤等级，看看自己的哀伤程度，如有必要，可寻求专业的帮助。请在符合自己描述的项目□前打√。

危险因子与保护因子评估（表27）

表 27　危险因子与保护因子评估表

危险因子	保护因子
□ 含有多重失落：同时遭受其他生活危机	□ 家人间关系密切
□ 缺乏支持系统	□ 良好的支持系统
□ 对患者生前过分依赖	□ 家人间彼此坦诚表达情绪感受
□ 有精神病史 / 重大疾患	□ 过去有良好的应对与调适能力
□ 逝者猝死 / 走得很痛苦（患者症状难以有效控制，诊断即晚期）	□ 患者去世时家人已经有心理准备
□ 缺乏人生意义感	□ 患者安详往生
□ 过去对挫折应对不良	□ 有宗教信仰 / 人生价值
□ 与患者有爱恨交织的矛盾感情	□ 有其生活重心与意义感
□ 不被社会认同的身份	□ 可维持原有的生活模式
□ 日常生活功能退化	□ 身心健康
危险因子共勾选（　）项	保护因子共勾选（　）项

目前身、心、灵状况评估

□ 睡眠状态改变（例如，入睡困难、浅眠易醒、日夜颠倒、整日昏睡等）

□ 缺乏食欲 / 食欲暴增

□ 外观改变（例如，不修边幅、面容憔悴）

□ 体重出现异常（例如，体重急速下降 / 急速暴增）

□ 有退化性的行为

□ 有伤害自己 / 他人的思想或行为

☐ 退缩／与社会隔离

☐ 酗酒、吸烟或安眠药的用量和使用频率改变

☐ 强烈的罪恶感或自责

☐ 强烈的愤怒情绪

☐ 不断哭泣

☐ 凡事都提不起兴趣

· 哀伤危险等级

☐ 高危险哀伤（危险因子 > 保护因子 3~4 项，或身、心、灵评估勾
   选 6 项以上）

☐ 中危险哀伤（危险因子 > 促护因子 1~2 项，或身、心、灵评估勾
   选 3~5 项）

☐ 低危险哀伤（危治因子 ≤ 保护因子 1~2 项，或身、心、灵评估勾
   选 1~2 项）

哀伤抚慰指的是通过一种人为的、主观上的疏导，来帮助丧亲者走出哀伤情绪，回归正常生活的一种方式。"哀伤抚慰"在西方基督教氛围的渲染下已然成为一份独立的职业，在国内，这份工作常常由丧亲者的亲朋好友来承担。比如，丧亲者常常会听到亲朋好友在参加葬礼的时候抚慰自己："人死不能复生，节哀顺变""生死有命，每个人都会有这一天"，这些语言上的抚慰给予丧亲者心理上的一份支持。同时，亲朋好友的到场也给予了一份陪伴的作用，丧亲者可以通过倾诉、哭泣等释放这些不良情绪，此时的眼泪和悲伤是具有疗愈性的。家人、朋友、亲属他们都可以是他的倾诉对象，和他们来一次坦诚的沟通，分享彼此的悲伤，并且相互支持。请记住，他永远不是一个人在战斗。如果他真的伤心到无法继续生活，悲伤不堪重负，那么去咨询一下心理治疗师，会有所帮助。

理解死亡后的"解脱感"。如果癌症患者的终末期拖得很长，当死亡

发生时，丧亲者可能会产生一种"解脱感"，请不必为这种"解脱感"感到内疚与自责，这种感受的出现是正常的反应，并不代表他不孝顺或者不爱患者，而是在充满压力与疲惫感的一段时间后出现的正常情绪。

人在特别痛苦的时候，表达感受是非常具有疗愈性的。而书写正是一个很好的方式。治疗和书写的结合能够很好地调动丧亲者内在的治愈力量，书写本身就是一个治疗过程，可以帮助他宣泄、加工、反思甚至去整合他自己的经验。

通过书写能帮助丧亲者接受丧失的事实，同时，帮助他识别和表达与丧失相关的各种情绪和感受，如愤怒、内疚、焦虑、无助和悲伤。这样的方式也提供了一个表达哀痛的安全空间和时间，帮助他把情绪从已故者身上撤离出来。

以下是半结构化的写作疗愈的框架，丧亲者可以尝试思考并书写以下问题。

1. 请描述一下这个丧失的经验以及目前的情况。

- 谁去世了 / 你失去了谁？

- 你失去了什么？

- 这个丧失的经历引发了你什么样的感受。

2. 识别那些与过去发生的或者预期要发生的事件相关的所有感受。

- 比如说除了悲伤和思念，你还有其他情绪感受吗？

- 你觉得它为什么会产生，与什么相关？

- 你担心将来会发生什么？

3. 区分一下，哪些是与丧亲者目前丧失相关的感受，哪些是被丧亲者过去的经验和对将来的恐惧强化的感受？

- 丧失带来的感受。

- 因过去和将来被强化的感受。

请丧亲者找到一个没人干扰的场合，触碰自己的感受，给去世的人，比如案例中的父亲，写一封信，将他的想法和情绪通过书写的方式表达出来。比如在父亲临终时候，他的感受和情绪，还有父亲走了之后，他在做哪些事情，分享生活中的点点滴滴。

亲爱的 ××：

我非常想念你。那天⋯⋯

爱你的 ××

请丧亲者接着写第二封信，这封信请丧亲者以他自己的口吻和视角来回复丧亲者的来信。

亲爱的 ××：

你的来信我收到了⋯⋯

爱你的 ××

以下是一些自我疗愈的小贴士，丧亲者也可以尝试做以下练习。

- 整理亲人的遗物，整理自己的情绪
- 倾诉
- 放声大哭
- 允许悲伤袭来，与他们和平相处
- 如果去墓地看看能缓解你的情绪，就勇敢地去做
- 无论你多痛苦，每天给自己定一个目标，并且努力去完成它

- 提前规划特殊的日子，如生日、周年纪念日、假期等
- 种一株花或一棵树纪念她（他）
- 养一只你喜欢的宠物，获得陪伴的温暖
- 散步、运动、旅游会对你有益
- 书写你对逝者的思念
- 考虑加入心理互助小组，与有着相似经历的人在一起互相分享

哀伤的华尔兹

🎙 听听 Ta 的故事

爸爸的离开，我的生活完全变了样。

安排父亲的丧事、墓地的选址以及追悼会等，这些都是我一手操办的。

那天在爸爸的墓地前，我再次跌入了悲伤的漩涡，有一种孤独、空虚的感受袭来，我哭得起不了身。随后的日子，我表面上回归了正常的生活，上下班，接送两个孩子，洗衣服，做饭，但是，时不时地我就会陷入对父亲的思念，一不小心就走了神，有一次，我烧的水开了，忘记关火了，还有一次，我在浇花，浇多了水溢得到处都是。我不敢去看他的照片，不敢去看我们的合照，不敢去回忆他陪我成长的点点滴滴。我时不时地失眠，睡着的时候也很浅，做的梦也印象深刻，有一次梦到我爸对我的责备，说我不关心他没及时带他去医院体检，有一次梦到我妈对我很生气，怪我没照顾好我爸……老公也经常半夜被我吵醒，他觉得快被折磨疯了……

有一天起床，我果断地将我爸的东西全都收拾好，包括相片、信件，凡是涉及他的，我都让老公存放在盒子里藏好，不再让我看到。

哀伤反应持续过久过强，就可能转变为复杂性哀伤，复杂性哀伤通常有四种类型。

慢性哀伤：正常悲伤反应不消退，持续很长一段时间。

延迟性哀伤：丧亲者有意或无意避免失落的痛楚，正常的悲哀反应被抑制或推延。

夸大性哀伤：是一种严重的悲伤反应，可能会导致噩梦、过激行为、恐惧感，甚至出现自杀倾向。

隐性哀伤：丧亲者并没有意识到由于失落而导致其正常的生活受到干扰，沉浸在对逝者的追忆中而不自知。

如果个体的哀伤中有创伤反应的出现，那么哀伤的反应可能会以一个相反形式表现出来，比如特别想念他的时候，会特别害怕见到和他有关系的人和物。

哀伤需要一个空间，一个适应的过程，别把它那么快从心中赶走，但也别让它操控丧亲者的全部生活。

哀伤辅导与悲伤治疗专家威廉·华尔顿博士认为，一个完整的哀悼过程，要完成四项任务：首先是接受丧失的事实，面对与承认逝者已经永远离去的事实；然后，经历悲伤的痛苦，与这份痛苦待在一起，如果选择逃避和压抑痛苦，反而会使其滋长；第三，重新适应一个逝者不在的新环境，发展出丧亲者在家庭中的新角色，将情感重新投入到其他关系中，回归正常的生活。如果想到逝者时没有胸口紧缩的感觉，且能够将情感重新投入到新的生活中，如此哀悼任务便完成了。

但是，当哀悼任务没有完成之前，面对巨大的丧失，很多人都会感到孤独、孤立无援，丧亲者可以尝试用身体意象的方式，和他们深爱的人再次产生联结。以身体为中心的意象是一种综合听觉、视觉、触觉、嗅觉和感觉的温和引导想象技术。这个技术的特色是可以通过内心的想象，体验和逝者重新建立一种亲密的联结，这样的方式可以延续丧亲者和逝者的关系，形成一种新的情感联结方式。这种方式对疲惫、孤立无援的人将是一个极大的抚慰。丧亲者可以选择尝试做一次身体意象，与逝去的他产生一份联结。这个练习建议在专业人士指导下完成。

请丧亲者保持一个舒服的呼吸节奏，让身体放松，请慢慢地深呼吸，缓缓地将气吐出来，连续三次。让身体得到彻底地放松。下面请调整到一个舒适的坐姿……背部放松……身体做必要的调整以确保舒适……微微闭上双眼……开始感知此刻的身体……感觉座椅给予身体的支撑……尽量让躯干和四肢放松与伸展……双臂自然放松在身体的两侧……双腿放松……找到一个此刻最舒适的姿势坐好……

接下来，尽最大可能去关注身体的感觉……对身体中发生的任何变化保持觉知……随着每一次的吸气，让凉爽的空气进来……随着每一次的呼气，让湿润的空气出去，感受当下那份身心的放松，烦恼的离去。

将注意力温柔地放在颈部……咽喉……面部……头皮……耳朵……眼睛……鼻子……嘴巴……脚部……双脚，用注意力去关注这些部位是否有紧张和不适……感觉器官的状态……此刻身体的温度……接着将注意力转移到躯干……腹部……背部……胸部……肋骨……肩膀……手臂……双手……手指……观察各个部位的感觉……是否有紧张和不适……保持开放的态度……允许这些感觉发生……允许这些感觉自然消去……

随着下一次吸气，感觉能量从头顶吸入，让这股暖流穿过全身，充满整个身体，随着下一次的呼气，让这股暖流继续向下行，从脚底穿出，让身体保持气体的顺畅。

现在请观察，身体的哪个部分是逝者的灵魂最有可能存在的地方，请找到相应的位置，带着这种存在的感觉继续呼吸，请想象一下他的存在，是穿什么颜色的衣服和裤子？化妆了吗？戴帽子了吗？戴首饰了吗？请想象一下他的声音、他的动作、他的表情、他的姿态、他的味道、他的发型、他的神色……在这一刻，丧亲者与逝者在一起，静静地感受当下。

现在请为逝者创造一个更大的空间，用丧亲者的双手指向他存在的地方，并把双手之间的距离拉大，此时，请用双手来表达丧亲者和他在一起时的感受，感受此刻与他在一起的状态。

请再花几分钟的时间和他待在一块儿，感受此时的感觉，也许还有些话想对他述说？也许还想给予他一个拥抱与亲吻？也许还有东西要交给他？请为丧亲者和逝者留下充足的时间和空间，让时间静静停驻在这一刻。

当丧亲者完成了他的内心表达，请与逝者再做一个短暂的告别，用属于他们两个人的方式，记住，只要丧亲者愿意，可以随时回来，和逝者待在一块儿。

请慢慢地深吸一口气，让腹部微胀，再缓缓地吐出来；请再次慢慢地深吸一口气，让新鲜的空气充盈着丧亲者的身体，再缓缓地吐出来。

几分钟之后，慢慢地睁开眼睛。在接下来的一天生活里，保持着这份宁静和安详。

悲伤，它需要一个过程，请给丧亲者的心一个空间，让它在丧亲者的身体里流动，去接纳、体验、转化，然后释放它。从陪伴和照顾亲友人生旅途的最后时光开始，当丧亲者走过这条属于自己独特的悲伤之路，在以后的日子里，他会更加理解生命，把握当下，把握生命，继续向前。

接下来，有几个练习也可以在当丧亲者感到悲伤的时候去完成。请保持笔直地站立，让肩膀和身体都得到放松，双脚分开，与肩同宽，脚趾挨着地面，双膝微微弯曲。

- 擦掌：双手放在胸前，左右手掌心与手指互相贴合，用从小到大的力量用力摩擦，大约 50 次，直到双手发热，这样的方式有利于能量流通于 12 条经脉，流遍全身，让身与心都变得温暖起来。
- 拍掌：双手放在胸前，双手位于肩膀的宽度的 1.5 倍，挤压肩胛骨，扩胸。之后，双掌有力拍打，拍掌保证每天 3 次，每次 5 分钟，每次拍掌 300~500 下。每天坚持拍掌有助于缓解丧失和哀伤带来的情绪和灵性上的痛苦，从而改善丧亲者的身心状况。

- 牵引能量球：两掌在腹部两侧，好像捧着一个看不见的能量球，双手呈弧形状态，手掌逐渐分开，牵引和挤压能量球，向肩宽再延展 10~15 厘米。整个过程闭着眼睛，感觉手掌之间的力量。这种看不到的能量就是气，每天做 3 次，每次 3~5 分钟。

- 完成这项练习后，缓慢地深呼吸，脸上带着微笑，心中怀着仁爱，就好像你面前有一道美丽的光影，缓缓地吸入，随后这道光会渐渐照遍全身。

用记忆盒子存储哀伤

听听 Ta 的故事

菲菲刚过完 14 岁的生日，她的妈妈因为宫颈癌离开了人世。那段时间她三天两头向学校请假，在医院陪妈妈走过生命的最后一段时光。现在所有的事都告一个段落，生活也回到了正轨，菲菲也重返学校开始上课。

但是，几个月的课程落下了，菲菲感觉学习很吃力，也没心思去学习。她时不时就想起妈妈的声音，想到妈妈曾经穿过的围裙，妈妈的化妆台和首饰盒，想到妈妈的杯子和牙刷，看到同学的妈妈来接他们放学，她眼泪就止不住地掉下来："我的妈妈呢？你现在在哪里？你现在过得好吗？"

菲菲还要照顾年幼的弟弟，她知道，妈妈不在了，家里有很多事情需要自己顶上，帮爸爸分担些。她开始为家里烧饭做菜，家里能帮上什么忙的，她都会尽力去做，极力在弟弟和爸爸面前掩饰自己的心情，想让这个家重新振作起来。等到大家都睡觉了，她再去完成老师布置的作业。

就这样，她坚持了一个多月，她感到身心疲惫，作业每天都完成不了，家里的事情也是一团乱，不是菜烧焦了，就是盐放多了，她越来越觉得自己什么事都做不好。无论是在家还是在学校，她似乎都是一个失败者，她自卑、逃避、害怕，她越来越自闭，不喜与人来往，话越来越少，渐渐看不到她的笑容。

对于孩子来说，丧亲是一件创伤性的事件。特别当逝者是孩子的父母至亲时，孩子的社会支持系统里，瞬间少了一份重要力量的支持，这是在成长时期遇到的一次重大生活事件。

　　根据"福尔摩斯－拉赫生活压力量表（未成年人）"测试发现，父母死亡的孩子压力分数最高，为 100 分，父母离婚的孩子压力值其次，为 90 分。如果儿童在丧失亲人后，持续表现出严重哀伤症状超过 6 个月，同时学习和生活能力下降，出现了抑郁、退缩、焦虑和低自尊等心理状态，就可能患上了延长哀伤障碍。

　　延长哀伤的障碍需要符合以下诊断。

- 挚爱的人去世。
- 持久且弥漫心灵的强烈哀伤，同时伴随以下特征。
  - 无比强烈地思念逝者
  - 持续不断地关注逝者的相关事情
- 同时伴随着剧烈的情感痛苦，以及出现不同的哀伤反应。
  - 感到悲伤
  - 有负罪感
  - 有愤怒情绪
  - 拒绝承认事实
  - 指责他人
  - 难以接受死亡事件
  - 感到失去了自己生命的一部分
  - 无法体会到积极的情绪
  - 很难参与社会交往活动
- 哀伤的反应和方式与当地文化习俗和宗教信仰不符合。
- 个人生活、家庭生活、学习、工作等方面功能受损。
- 丧亲事件已发生至少 6 个月。

　　这是世界卫生组织颁布的国际疾病分类第十一次修订版（ICD-11）里关于延长哀伤的诊断标准，你可以参照以上条目试着更好地理解自己。当然，最终的诊断还是要前往医院由医生进行判别。

　　作为孩子的家长，可以做哪些事呢？

首先，帮助孩子理解死亡。生命教育对每个人来说都是人生的必修课，死亡是不可逆转的，死亡是身体器官的凋零，死亡是呼吸、心跳的停止，死亡是永远的离开，不会再回来，请用一种孩子可以理解的、温和的方式正确地表达关于死亡的理解。

其次，可以征求孩子的意愿是否参加葬礼。葬礼是纪念死去亲人的一种仪式，同时可以帮助孩子更加深刻地理解死亡，给予其一个"说再见"的机会。可以在葬礼前一天，告知孩子葬礼的过程和意义，允许孩子提问，答疑解惑，在葬礼结束后，与孩子一起探讨他的感受和情绪。

家长就是孩子最好的榜样，他是如何面对这次丧失，如何处理自己的情绪，都会深刻地影响孩子对死亡和丧亲的理解。请不要故作坚强，在孩子面前真实地做自己，表达自己的哀伤也是在告诉孩子，哀伤在此时此刻是一个正常的情绪，需要被理解、被关爱、被释放。它并不是懦弱的同义词，而正是爱的体现，因为有爱，所以在失去的时候才会哀伤。研究发现，如果没有机会表达自己情绪，很容易在之后的生活中患上焦虑或者抑郁障碍。

通过艺术作品来表达记忆对孩子来说是一个非常适用的方式，可以帮助孩子重新构建这份联结。曾有患者用杂志图片制作的拼贴画来回忆他过世的家人，也有患者通过图片来描述丧亲前后的生活变化。艺术作品有多种方式，比如用记忆本子记录着关于他的故事、用记忆盒子装着他的物品、用记忆相册装着他的照片，还有用音乐相册记录着他生前喜欢听唱的音乐等。给他们一个安全的空间去释放自己的思念和情绪。丧亲的孩子在构建过世的亲人时，是一个持续进行的认知过程，可能会随着时间的递进，哀伤褪色，从而发生变化。让孩子重新获得与逝者的一份联结，是十分重要的。让亲人帮助孩子来一起做一次记忆坊的练习。

- 当你的妈妈/爸爸去世的时候，你在哪儿？

- 你的第一反应是什么？

- 关于他的去世，事实是什么？

- 什么使得你伤心、高兴、愤怒和沮丧？
- 还有什么萦绕在你的心头？
- 你是否感觉自己做错了什么？
- 什么让你感到恐惧？
- 什么使你感到平静？
- 你可以做些什么，让自己感觉好一点？

请制作一个记忆的本子。

- 挑选你喜欢的笔记本。
- 将你对他／她的记忆用图画和文字表达出来。
- 使用贴纸、杂志图片、相片等来装扮你的记忆本子。
- 在图片周边可以写上一句你的感受。
- 记忆本上可以囊括以下内容。
  - 我从我的爸爸／妈妈身上学到的最重要的事情是什么？
  - 在我的爸爸／妈妈去世之间，生活是怎么样的？
  - 现在的生活呢？
  - 关于他最有趣的记忆是什么？
  - 关于他最特别的记忆是什么？
  - 如果我还能告诉他一件事，我想说什么？
  - 如果我可以说一件遗憾的事，我想说什么？

请制作一个记忆盒子。

如果愿意的话，亲人可以帮助孩子一起制作一个记忆盒子，来装载关于逝者的物品。

- 请先准备好一个盒子，这个盒子也许是一个塑料瓶或空酒瓶，也许是一个精致的月饼盒和巧克力盒，或者孩子亲自制作的盒子。这个独一无二的记忆盒子，可以非常安全地装载着关于他的一切物品，帮助孩子来追忆他的爸爸（妈妈）。

- 请为这个盒子涂上或贴上合适的颜色，或者接纳其本身的颜色。这个颜色也许是他或者孩子喜欢的颜色；这个颜色或者是他经常穿的衣服的颜色，或者是他眼睛的颜色，或者是他最喜欢的花的颜色；或者刚好反映孩子哀伤的颜色；请为这个盒子找到一个合适的位置，孩子可以决定什么时候打开盒子，什么时候关闭盒子，他有这份控制其开关的权利。

- 请为这个盒子进行装扮。用卡纸、贴纸、胶水、杂志、画册、饰品等物品为这个盒子装扮成独一无二的样子，可以来承载孩子对他的回忆。

- 接下来，请将关于他的物品，或是孩子亲手制作的物品放进记忆盒子里，比如记忆本、关于孩子和他的相片，或者是孩子想对他说的一些话。

记忆盒子可以帮助孩子释放痛苦和矛盾的情感，通过创造出意义丰富的可以承载记忆的盒子，将哀思寄存于新的物体。通过可控地打开和关闭盒子，让孩子尝试学会控制自己对于丧亲者的这份情绪。

癌症遗传的担忧

我的爷爷是肺癌去世的，那时条件有限，没有送到大医院去救治，他走的时候还很年轻，才 50 多岁。我爸爸是肝癌去世的，我爸爸虽然每年都坚持体检，但仍旧逃不出患癌症的命运，前前后后大概坚持了 3 年，最后也离我们而去，他走的时候也不过 62 岁。现在，我的叔叔检查出来得了胃癌，他今年刚好是 59 岁，他是一个非常注意饮食、坚持锻炼的人，这样的检查结果对于他来说，以及对我们整个家族来说都无法相信，好像自从爷爷开始生病后，我们整个大家族都成日与癌症这个病魔打交道，隔三岔五地往医院跑，放化疗治疗，这个疾病一直笼罩着我们。

我和我堂弟现在很担心，担心会不会哪天自己也检查出来得了癌症，我们两个家庭都为此惴惴不安，我的老婆让我多注意，加强锻炼，毕竟我们的孩子还那么小。这段时间，我几乎睡不踏实……

癌症，又被称作万病之王，严重威胁人类健康。事实上，癌症本质上是一种遗传疾病，也就是说，癌症是由控制细胞功能的基因发生某些变化引起的，尤其是控制细胞生长和分裂的基因。基因是有一段特定 DNA 片段，可以编码 mRNA，并生成蛋白质，从而发挥各种生理功能。DNA 由 4 种脱氧核苷酸组成，即 dTMP（T）、dCMP（C）、dGMP（G）、和 dAMP（A），可以说 TCGA 这 4 种脱氧核苷酸组成了人体密码，犹如计算机二进制语言，这种 4 个不同的碱基，可以有着无数的组合，从而构成了丰富多彩的生物学世界。正常情况下，DNA 转录成 mRNA，并最后翻译成各种功能蛋白质，比如胰岛素、细胞膜蛋白、各种酶类。

人体内大约有 2.5 万个基因，构成人类基因组。这些基因控制着人类的基本生物学特征，包括身高、肤色、血型，甚至智商、性格等。不同组织中，基因的表达被高度调节，比如眼睛、大脑和皮肤的遗传信息完全相同，但由于活性基因表达不同，导致不同组织形态及功能多样化。当然，这些基因同样影响人体患某些疾病的风险，比如血友病、21 三体综合征等先天性疾病，以及高血压、肥胖、癌症等。

然而，当 DNA 复制出现错误的时候，比如正常的序列 TCGA，如果由于各种原因，变成 TGCA，或插入其他碱基，或者缺失某些关键遗传碱基，那么编码的蛋白质就变得不一样。此时，某些基因的改变会导致细胞逃避正常的生长控制而变成可以持续分裂的癌症。因此，每个人都有可能得癌症，癌症本质上是 DNA 突变引起的基因疾病，所有可能导致 DNA 突变的因素，都有可能导致肿瘤，包括物理辐射、化学致畸物质、生物遗传等因素。

基因的异常变化又被称作基因突变，包括先天遗传的突变和后天获得（体细胞）的突变。

如果促进癌症的基因变化存在于生殖细胞（即卵子和精子）中，即先天遗传突变，那么子女就会从父母那里遗传如前述所说的血友病、白化病等。事实上，大部分致癌基因变化主要在后天生长过程中获得，如细胞分裂时的错误或暴露于致癌物质导致 DNA 损伤，如烟草烟雾中的化学物质、辐射等，在后天发生的基因变化被称为体细胞（或获得性）突变。如某些肿瘤抑癌基因，即可以修复 DNA 损伤或诱导异常细胞死亡的基因，发生突变时，细胞就有可能失去控制，从而导致癌症。

虽然所有类型癌症的遗传原因还未确定，但近年来，科学家发现了一系列基因的变化或突变，可以从父母传递给孩子，增加后代的患病风险。这些变化被称为遗传性肿瘤综合征或家族性肿瘤综合征。遗传基因突变在 5%~10% 的癌症中起着重要作用。研究人员已经将特定基因的突变与 50 多种遗传性癌症综合征联系起来，这些疾病可能使个人更容易罹患某些癌症。

和遗传突变相关的癌症包括乳腺癌、卵巢癌、结直肠癌和前列腺癌，以及其他一些较少见的癌症类型。如所有癌症中最常见的突变基因是 *TP53*，它产生一种抑制肿瘤生长的蛋白质，该基因的生殖系突变会导致 Li-Fraumeni 综合征（李–佛美尼综合征），这是一种罕见的遗传性疾病，会导致患者某些癌症的更高风险。*BRCA1* 和 *BRCA2* 基因的遗传突变则与遗传性乳腺癌和卵巢癌综合征有关，其特征是女性患乳腺癌和卵巢癌的终生风险增加。其他几种癌症也与该综合征有关，包括胰腺癌、前列腺癌以及男性乳腺癌。

另一种能产生抑制肿瘤生长的蛋白质的基因是 *PTEN*，该基因的突变与 Cowden 综合征（又称多发性错构瘤综合征）有关，这是一种遗传性疾病，会增加患乳腺癌、甲状腺癌、子宫内膜癌和其他类型癌症的风险。此外，很多研究也发现，虽然不一定存在特异性遗传基因突变，但三代家族史中患有肿瘤疾病的健康人，患有肿瘤风险的概率要比没有家族史的要高，这可能与基因组的整体稳定性有关，或者某些尚未有明确的基因突变类型。

事实上，非遗传基因突变引起的癌症有时会"在家族中遗传"。例如，共同的生活环境或生活方式，如吸烟可能导致家庭成员之间发生类似的癌症。当然，即使一个家庭中存在致癌突变，也不是每个遗传了这种突变的人都必然会患上癌症。要了解肿瘤遗传性，还有一个重要的概念就是人体的基因大部分都是双份拷贝，一份来自父亲，一份来自母亲，Y 染色体除外。当一个基因遗传时出现了异常拷贝，只有当该基因的另一个拷贝同样出现问题时，如后续获得性突变，才会导致该基因无法正常工作，即肿瘤生成的"二次打击"学说。也就是一个正常人，必须两个不同位点的突变，才可能使基因不起作用，在同一个基因中获得两个突变要比获得一个基因突变的时间要长，这也解释了遗传性肿瘤患者，相对后天获得性肿瘤患者要相对年轻。

目前，市面上已推出肿瘤易感性基因测试，以评估是否具有携带上述高危遗传性突变基因，从而可以提前采取干预措施。如美国好莱坞某知名明星，因携带 *BRCA1* 基因突变，从而接受预防性双乳切除术。然而这种激进的做法是否对每个人都获益，仍值得进一步探索。

　　邻近结尾，借用世界卫生组织早在 2011 年就提出的三句话：三分之一的癌症完全可以预防；三分之一的癌症可以通过早期发现得到根治；三分之一的癌症可以运用现有的医疗措施延长生命、减轻痛苦、改善生活质量。因此不必对肿瘤遗传性和基因突变过于担心和恐惧。因为当人体的 DNA 出现复制错误或者断裂的时候，机体也会启动各种修复机制，并引起免疫监视，及时清除变异细胞，避免肿瘤的发生。但当上述过程中，某一个环节出现问题，比如 DNA 损伤无法修复、变异细胞没有清除、免疫力低下等都会引起肿瘤风险明显增加。因此，在关注肿瘤异常遗传风险的同时，还要关注自身的生活方式、饮食、作息规律等，尽可能地避免接触饮食及环境中的致癌物质，并适当运动，提高免疫力，从而降低肿瘤发生风险。另外，定期体检，早期发现肿瘤，及时就医。即便被确诊肿瘤，也无需担心，积极配合医嘱治疗，早期发现其生存率还是很高的。